肩关节手术技巧与康复

Shoulder Surgery Rehabilitation

主　编　（意）乔瓦尼·迪·贾科莫（Giovanni Di Giacomo）

　　　　（意）西尔维亚·贝拉基奥马（Silvia Bellachioma）

主　审　崔国庆　姜春岩

主　译　王　靖　刘向阳　黄　术

副主译　翁晓军　李宇晟　贾　真

北方联合出版传媒（集团）股份有限公司

辽宁科学技术出版社

·沈阳·

图书在版编目（CIP）数据

肩关节手术技巧与康复 /（意）乔瓦尼·迪·贾科莫
（Giovanni Di Giacomo），（意）西尔维亚·贝拉基奥马
（Silvia Bellachioma）主编；王靖，刘向阳，黄术主译. — 沈
阳：辽宁科学技术出版社，2022.1
　　ISBN 978-7-5591-2176-9

　　Ⅰ.①肩…　Ⅱ.①乔…　②西…　③王…　④刘…　⑤黄…
Ⅲ.①肩关节—外科手术　②肩关节—康复　Ⅳ.①R684

中国版本图书馆CIP数据核字（2021）第162740号

出版发行：辽宁科学技术出版社
　　　　　（地址：沈阳市和平区十一纬路25号　邮编：110003）
印 刷 者：辽宁新华印务有限公司
经 销 者：各地新华书店
幅面尺寸：210mm×285mm
印　　张：11.5
插　　页：4
字　　数：260千字
出版时间：2022年1月第1版
印刷时间：2022年1月第1次印刷
责任编辑：吴兰兰
封面设计：顾　娜
版式设计：颖　溢
责任校对：栗　勇

书　　号：ISBN 978-7-5591-2176-9
定　　价：148.00元

投稿热线：024-23284363
邮购热线：024-23280336
E-mail:2145249267@qq.com
http://www.lnkj.com.cn

译者名单

主　审：崔国庆　姜春岩

主　译：王　靖　刘向阳　黄　术

副主译：翁晓军　李宇晟　贾　真

译　者：（按姓氏拼音排序）

高　鹏　梁　潇　王洪涛　夏　铎

杨　树　杨一博　曾塬杰　周文虎

母亲对我来说，是我一生中最重要的人，她曾经并且现在仍然能够使不可能变为可能。感谢您相信我，并感谢您使我的每一天都与众不同，给我非常多的爱。

——西尔维亚·贝拉基奥马（Silvia Bellachioma）

　　感谢我的朋友乔瓦尼·丹尼利（Giovanni Danieli）的技能，对待工作的专业精神和热情。

——乔瓦尼·迪·贾科莫（Giovanni Di Giacomo）

前言（一）

很高兴有机会代表Di Giacomo和Bellachioma医生为本书写前言。我与Di Giacomo医生和Bellachioma医生一起工作，见识了他们在各自领域的技能和专业水平。现在，他们记录了如何与骨科医生-物理治疗师团队协同工作。这些内容将增进医疗保健专业人员彼此之间的沟通，包括骨科医生、非骨科医生和物理治疗师。这本书编排良好，为功能解剖学和生物力学进行了详细的解释，讨论了可用的治疗方案以及决策依据，以及可能的并发症。

本书配有精美细致的解剖学、病理学和外科手术插图，以及充分展示的康复技术和练习，将增进肩部外科手术涉及的内容知识，并帮助理疗师根据手术变化了解推荐的方案以及方案修改背后的原理。肩关节康复在整个动力学链的重要性达成了共识，而不仅仅是作为一个孤立关节。这也与Di Giacomo医生和Bellachioma医生多年来成功地与许多人合作治疗肩关节相一致。每章都清楚地阐明了骨科医生和物理治疗师的作用，确保无论是否进行手术均能从损伤中无缝恢复。

Ben Rubin
橙县骨科专科学院医学组
美国加利福尼亚州奥兰治

前言（二）

　　对我来说，很高兴能为这本新教科书的出版编写前言。肩关节是一个比较特殊的关节，它非常依赖于软组织和肌肉，并且骨科医生通常并不重视这种依赖性，而是通常关心受伤的肩关节。长期以来，我们的教科书都是从以团队为中心的角度出发来处理肩关节疾病。很高兴看到这本书，并祝贺Di Giacomo医生和他的团队在整个护理过程中抓住了外科医生与治疗师之间的合作。这本书抓住了多学科团队合作处理肩关节的精髓，拥有一支备受推崇的国际作者团队。本书集合了来自多个国家相关领域专家的观点，对世界范围的外科医生和物理治疗师具有重要意义。我相信读者会发现这本书的文字说明得非常好，并且结合了深入的讨论和重点关键信息。这些信息对不同程度的读者都非常有价值，从年轻治疗师到经验丰富的骨科医生，都可以从本书中获得重要信息。我相信它将成为一个肩关节医护人员团队广为参考的工具书。感谢编者提高了我们通过本书处理肩关节损伤的工作能力。

John M. Tokish

卡罗来纳州Steadman Hawkins诊所

美国南卡罗来纳州格林维尔

序 言

在过去的10年中，肩关节成像和外科手术的重要进展已促进了更准确的患者选择和手术技术的不断更新。关于康复方面，功能解剖学和神经生理学研究利用最先进的生物力学来改善康复方案。

如果要取得积极的术后结果，则绝对有必要将手术与康复齐头并进。确实，最近专有技术的发展确保了骨科和康复之间的无缝衔接。为了建立适合个人的康复计划，物理治疗师必须熟悉手术适应证、手术技术及其可能的并发症，并且还必须能够与手术团队有效地互动沟通。同样，骨科医生必须了解新的康复知识，以取得更好的主观和客观结果。

希望本书（外科手术团队共同开发，高度重视康复）可以满足物理治疗师、康复专家和外科医生的需求，并促进有效的团队合作。

Giovanni Di Giacomo

Silvia Bellachioma

目　录

第1章　肱骨近端骨折

Giovanni Di Giacomo, Silvia Bellachioma,
Elena Silvestri

目录

1.1　流行病学

根据Horak和Nilsson等的流行病学研究，人体所有骨折中有5%是肱骨近端骨折（PHF）[1]。

就发生率而言，腕部和股骨颈骨折后，PHF在成人为7°，在65岁以上患者为3°[4]。Majer等报道称，就发病率而言，15%的PHF是复杂的3部分和4部分骨折[2-16]。Court-Brown等研究发现，所有3~4部分骨折中，70%见于60岁以上的患者，50%见于70岁以上的患者[3]。

这些结果表明，大多数肱骨头骨折患者会出现骨质量变差和进展性骨质疏松症。对于70岁以上的女性患者来说，PHF更容易导致其骨质疏松。骨折的严重程度随着人口年龄的增加而成比例增加（表1.1）。

有两种类型的危险因素：

- 骨质疏松。
- 患者特有的跌倒风险。

Roux报道PHF发生的平均年龄为70岁（16~97岁），右肩部骨折占48%，而左肩部骨折占62%。在48%的案例中，骨折累及优势侧[4]。

对全年骨折分布的分析表明，大多数骨折发生在寒冷季节，其中60%发生在10月至次年3月之间。

Roux还报告说，在325名患者的329处骨折中，43%的病例需要住院治疗。他们的研究表明，移位骨折占总数的58%，21%的情况下需要手术治疗[4]。

移位骨折的百分比（58%）与接受手术治疗的骨折百分比（21%）之间缺乏相关性，这表明管理这一人群的难度很大，他们的总体状况通常很差（表1.2）。

并存疾病增加了PHF的危险因素（表1.3）。

男性骨折的主要原因在55%的情况下是由于单纯的跌倒所引起的，45%的情况下是由高能动力创伤造成的。在女性骨折中，82%的情况下是由于单纯的跌倒所引起的（表1.4）[4]。

高能动力创伤，如机动车事故，通常会产生明显的关联性损伤。

如果仅仅是如家中摔倒这样的中等跌倒，便能造成严重损害，都是疑似骨质疏松症患者，需要采取预防措施。

跌倒后的持续性疼痛，即使最初的X线片结果是阴性的，也应该提醒医生用其他的方法复查。

CT扫描或MRI检查通常可以帮助发现结节的隐匿性骨折。

充分的神经学和血管检查也可能是必要的。

Palvanen和Kannus[5]发现，在过去33年中，60岁及以上人群中由低能量创伤引起的PHF发病率增加了3倍。同时，每年的骨折发生率比过去每年增加13.7%。

表1.1

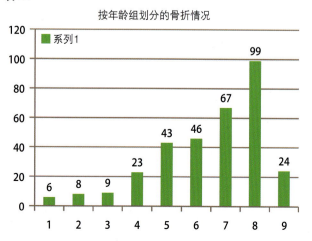

按年龄组划分的骨折情况

表1.2

并发症	患者数量（例）	发病率（%）
糖尿病	27	10
癫痫	7	3
抑郁症	53	21
痴呆	26	10
帕金森病	4	1.6
精神病	8	3
心脏病	21	8
HTA	10	4
中风	8	3

表1.3

骨折的危险因素	患者数量（例）	发病率（%）
骨质疏松症	85	34
功能减退史	82	33
有限的体育活动	75	30
有股骨颈骨折病史	31	12
行走困难	62	25
下肢疼痛	47	19
视力障碍	66	26
听力障碍	41	16
酗酒	37	15
吸烟史	71	28

表1.4

骨折原因	患者总数（例）	男性（例）	女性（例）
从高处直立坠落	189	37	152
交通事故	34	18	16
暴力打击	17	7	10
外物侵袭	9	3	6
自杀因素	1	0	1

发病率在增加，而且这些骨折倾向于严重化[6-8]。

对这些经常使人衰弱的伤害的管理是基于各种分类系统的[8,9]。

1.2　分型

肱骨近端可分为4个解剖区域：肱骨头、大结节、小结节和骨干（图1.1）[9,10]。

平均肱骨颈干角，即肱骨颈与肱骨干之间的角度，大约为140°。另一方面，肱骨头的版本根据使用的解剖标志不同，也有很大的不同[11,12]。

根据经验，肱骨头后倾30°被认为是正常的。

由于肌肉起杠杆作用，结节、骨干和肱骨头受到不同的压缩和牵引力。在骨折后，不同力的作用可能会导致不同的骨折分型和不同程度的位移（图1.2a，b）。

骨折分类应以形态学、生物学和力学行为为基础，提高对骨折的认识，从而提高对骨折的处理水平。我们还应该努力提供基于临床结果的治疗指南，并对所有可分类的骨折类型进行全面的治疗，而这些治疗方案都应该是可重复的[13]。

一个好的分类系统的主要标准是解决与临床相关的问题。

文献报道了4种正在使用或有潜力使用的PHF分型系统：

- Neer分型，它根据骨折节段的数量对每个骨折进行分组，并将骨折的解剖节段描述为一个部分[9]。
- AO分型，该系统将每个骨折描述为3种类型中的1种，每种类型有3个细分。A型指关节外单处骨折，B型指关节外双处骨折，C型指关节内骨折。这3种细分与骨折的类型有关[13]。
- Codman-Hertel二元骨折（Hertel等提出的Lego分型）[7,14]。

这个分型对应于Codman的4部分分型，大概将骨折分为12种类型。其中骨折时肱骨头裂成2部分的有6种，肱骨头裂成3部分的有5种，肱骨头裂成4部分的有1种[15]。

- 4° 分型，作者：Resch。这是Codman-Hertel分型系统的建议附录，涉及骨折成角和损伤的病理力学。

它描述了3个按观察者分类的损伤生物力学平面（这种区分对于复位和固定至关重要）：

1. 嵌入/分离。
- 嵌入：当大结节骨折位置的长度不变，而肱骨的总长度由于头部的撞击而缩短时，就会发生嵌入性损伤[16]。
- 分离：分离损伤定义为骨干与头部碎片（头下骨折）或骨干与骨折的大粗隆之间的外侧距离增加（头下骨折伴大结节骨折）。

图1.1 肱骨近端的4个解剖区域

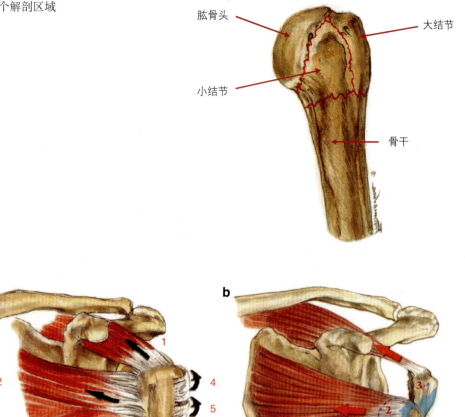

肱骨头

大结节

小结节

骨干

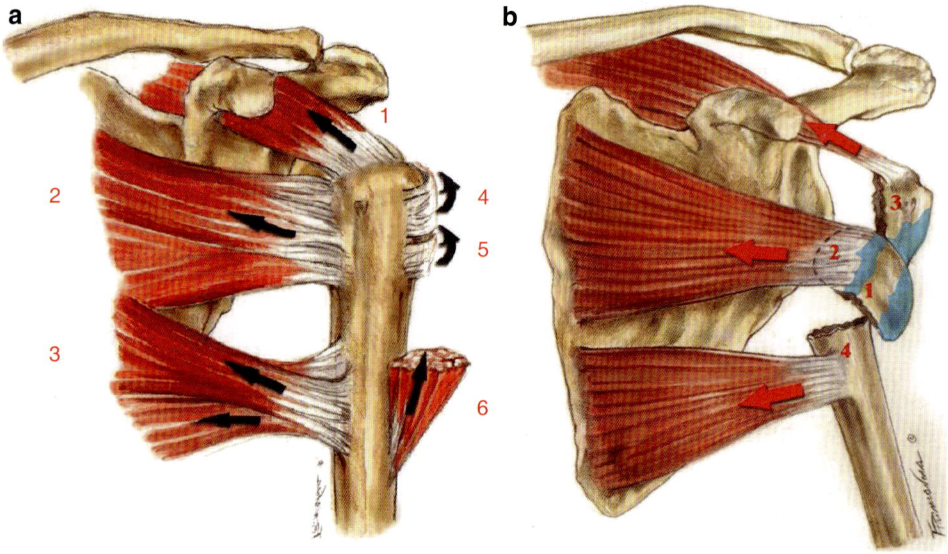

图1.2 （a）肱骨近端的位移力。1. 冈上肌；2. 肩胛下肌；3. 胸大肌；4. 冈下肌；5. 小圆肌；6. 三角肌。（b）在PHF过程中可能发生的力，并增加不同碎片的位移。1. 肱骨头；2. 肩胛下肌；3. 冈上大结节；4. 胸大肌

2. 内翻/外翻/中立。

- 在内翻型骨折中，由于肩袖肌肉的持续附着，头部从干部断裂并保持在内翻位置。在伴有大结节骨折的情况下，头部可以跟随肩胛下肌肉旋转到一个内旋的位置（根据Neer的3部分骨折）[9]。对200例连续病例的调查表明，内翻可分为2种类型：
  - 内翻分离型：头段位于内翻位置，在前内侧位置与骨干完全分离。伴有大结节骨折的内翻分离，通常头部处于内旋的位置。
  - 内翻嵌入型：特点是头部内侧受压，但外侧

无扦插现象。在矢状面上，前倾角增大，但与分离型相比，骨干并未处于分离的位置。这些骨折的特点初级稳定性尚在，这是骨膜钢板保留在外侧的结果。内侧的距必须减少（图1.3a，b）

  - 外翻型：特点是头部撞击干骺端。粗隆的骨折保持在正常的纵向位置，并且仍然通过未被破坏的骨膜附着在骨干上（图1.4）。

这种没有肱骨头相对于肱骨干的横向位移的骨折很容易复位，因为抬起肱骨头时必须由骨折的结节之间走行的骨膜支配。做

这个动作时，内侧的骨膜有着机械铰链的作用。

在肱骨头相对于肱骨干严重侧移的情况下，内侧的机械铰链骨膜被撕裂，肱骨头碎片非常不稳定，难以复位（图1.5）[19]。

小贴士：

根据Solberg等[17~19]的研究，20°以上的内翻畸形必须矫正，因为这种程度的畸形是患者不能接受的。与内翻畸形相比，外翻畸形的可接受性相对较好。大结节在任何方向上的位移都不能超过5 mm。

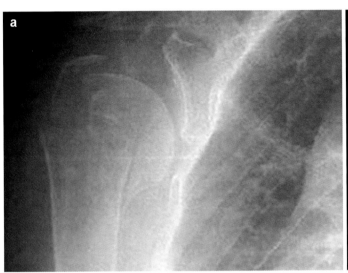
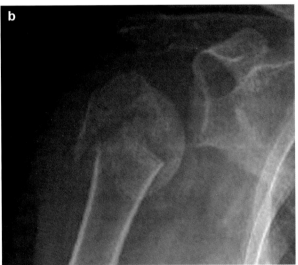

图1.3　（a，b）内翻嵌入型骨折

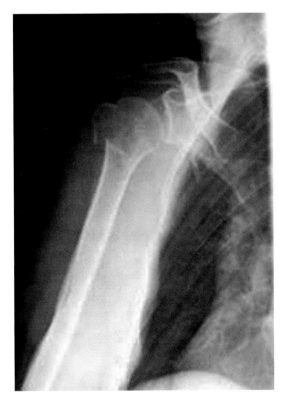

图1.4　外翻型骨折

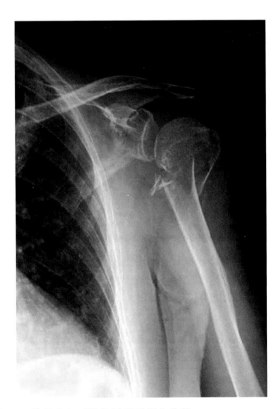

图1.5　肱骨头相对肱骨干严重侧向位移

3. 屈曲/伸展/中立。

最后评估肩胛骨平面上的头干角度，并将其描述为屈膝、伸展或中立。因此，解决骨折成角问题也可以促进骨折复位（图1.6）。

> **小贴士：**
>
> 影像：经肩关节平面、肩胛骨平面和腋窝平面是标准的入路；无论如何，CT扫描结合3D重建可提供3个平面的极佳信息（图1.7）。

根据我们的经验，Codman-Hertel分类很全面，方便用于教学。事实证明，这种分型方法是有说服力的，因为它提供了明确的诊断亚组。即使像所有分类系统一样，在实际识别骨折线方面仍然存在一些困难。这需要足够的X线片（正位和侧位）和一位经验丰富的医生[7]。

Codman-Hertel分型法：

该分型描述了可通过回答以下问题，来识别的5个基本骨折平面：

1. 大结节与肱骨头之间有骨折吗？
2. 大结节与肱骨干之间有骨折吗？
3. 小结节与肱骨头之间有骨折吗？
4. 小结节与肱骨干之间有骨折吗？
5. 小结节与大结节之间有骨折吗？

由此就分出了12种基本骨折分型（表1.5）。

以下评估标准的附加问题是决定治疗复杂肱骨近端关节内骨折时的重要考虑因素。

附加问题
6. 干骺端后内侧头延伸（mm）有多长
7. 肱骨干相对于肱骨头的位移有多大（从头部后内侧边缘到后内侧骨干骨折线之间的位移测量为"mm"）
8. 肱骨结节相对于肱骨头的位移有多少（结节与软骨骨折线之间过渡区的位移测量为"mm"）
9. 头的角位移量（考虑国标位置）？内翻还是外翻
10. 有没有肱盂脱位（Y/N）？前部还是后部
11. 是否有头部压痕骨折（Y/N）？前部还是后部
12. 是否有肱骨头骨折（Y/N）？＞20%的肱骨头受累（Y/N）有两个关节内骨折平面（Y/N）只有一个关节内骨折平面（Y/N）

已获得Elsevier Saunders的许可。

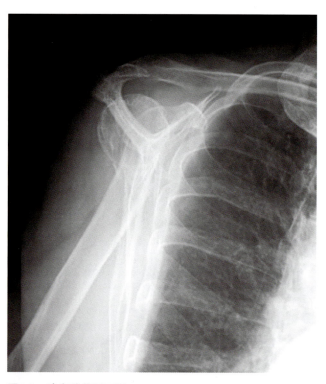

图1.6 跨肩关节平面图

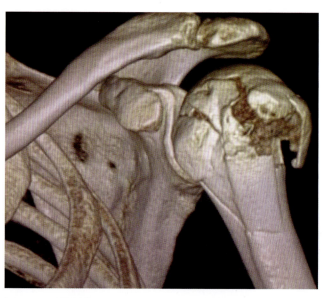

图1.7 三维重建

表1.5 Codman-Hertel分类系统

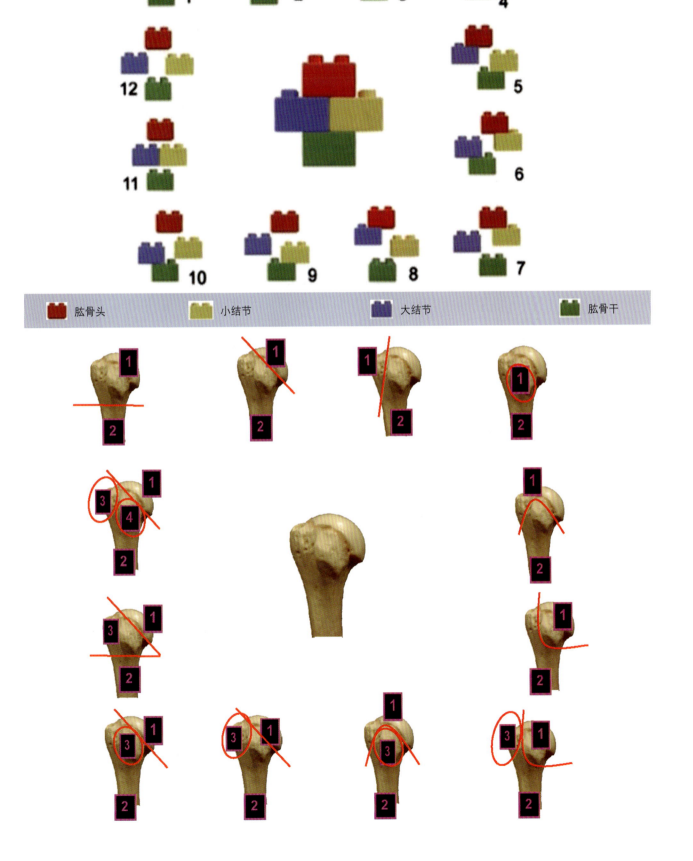

1.2.1　血管供应

肱骨近端的血管供应是评估骨折类型严重程度的一个重要因素，因此，对血管解剖的透彻了解是很重要的。根据临床经验，旋肱前动脉及其终末分支，弓形动脉，一直被认为是肱骨近端的主要血供来源[20]。在一项人体研究中，Brooks等[21]使用4部分骨折模型，研究肱骨头的血供。作者发现到肱骨近端的主要血供来源是通过肱骨外前动脉和弓形动脉，弓形动脉与肱骨外后动脉、干骺端动脉以及大、小结节的血管之间存在明显的骨内吻合支。肱骨近端的血供主要来源于肱骨外前动脉和弓形动脉，其中弓形动脉与肱骨外后动脉、干骺端动脉和大、小结节血管之间存在明显的骨内吻合（图1.8）。

作者还发现，在大多数情况下，由4部分组成的PHF会影响肱骨头的血供。他们指出，在某些骨折类型中，后内侧血管在维持肱骨近端的血供方面起着至关重要的作用。然而，关于旋肱前动脉是否是肱骨头的主要血供来源这一点仍有争议。最近的研究表明，在向肱骨近端供血方面，旋肱后动脉比旋前动脉起着更大的作用（图1.9a，b）[22,23]。

Duparc等[22]认为旋肱后动脉和旋肱前动脉在肱骨头血供中同等重要。有趣的是，作者注意到，旋肱后动脉的直径始终大于旋肱前动脉。

在一项人体研究中，Hettrich等[23]定量评估肱骨近端的血运，发现旋肱骨外后动脉提供了64%的肱骨近端供血，而旋肱外前动脉仅提供了36%的血供。肱骨大结节的血管供应是通过弓状动脉、旋肱后动脉、干骺端血管和大、小粗隆血管之间的骨内连接提供的。动脉网为肱骨大结节提供了丰富的血液供应，为肱骨大结节骨折提供了良好的愈合环境。与肱骨解剖颈骨折不同，单纯的肱骨大结节骨折通常不会影响肱骨头的血液供应[21]。

> **小贴士：**
>
> 请注意，在干骺端区域，蓝色边界（图1.9a，b）表示前、后旋的"入口点"。在PHF中，如果这个区域与肱骨头骨折部分保持连续，肱骨头无菌性坏死的危险因素就会减少。相反，如果肱骨头和干骺端之间没有连续性，肱骨头无菌性坏死的危险就会增加。

图1.8 肱骨近端的血管供应。1. 腋动脉；2. 胸肩峰动脉；3. 肩胛下动脉；4. 前环前动脉；5. 前环前升支；6. 后环前动脉；7. 肱动脉

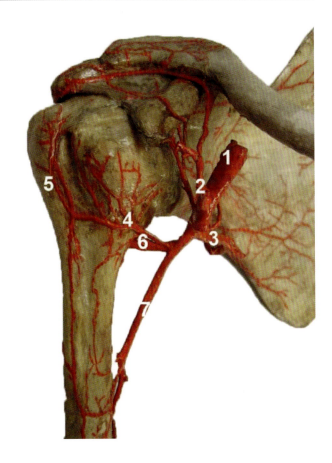

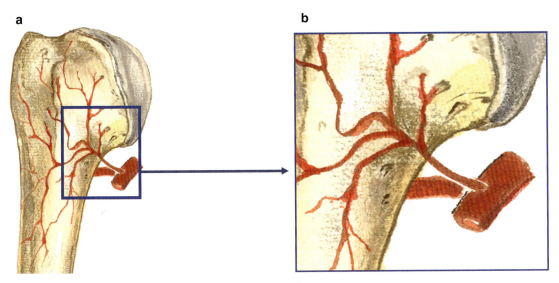

图1.9 （a）旋前动脉和后动脉及其与内侧铰链的关系；（b）放大

1.2.2　血管类型

如果需要，骨折部位的血供是决定手术方案正确的重要因素。

这些分型系统提供了骨折状态的一个重要的前瞻性视图，并有助于决定哪些操作可能不足但是是正确的。

为了很好地预测手术预后，我们必须考虑骨折节段的血供，以及为了维持良好的生物血管反应所需要的实际血管容量[24]。

在区分受外翻影响和内翻的3部分和4部分PHF时，保留肱骨近端的血管是很重要的。外翻扦插骨折的特点是内侧软组织完好，可以潜在地保留肱骨头的血液供应。

在明显移位的4部分PHF中，内侧软组织包膜的破坏可能会影响肱骨头的血供；为此，还需要评估Hertel分型。

Hertel假设，在PHF中，当干骺端延伸部仍然附着在肱骨头处时，可以预见到由肱骨头外后旋血管提供的一定程度的残余血供。似乎关键之一是评估骨折部形态的影响，包括肱骨头血供在干骺端延伸处的位置和大小（图1.10a，b）。

Hertel分型的目的也是为了评估可能导致肱骨头缺血的骨折种类的预测因素：

- 内侧铰链的破坏是骨折后内侧干骺端延伸小于8 mm的关键因素。与血管状态有关，内侧铰链的完整性也是骨折复位稳定的重要潜在因素。它对复位和内固定至关重要。除了干骺端延伸长度<8 mm和内侧铰链的完整性外，另一个与缺血相关的重要因素是组合型2-9-10-11-12型的基本骨折类型（带解剖头部分的骨折类型）（表1.5）。

小贴士：
- 干骺端头部延伸（也称为距骨段）部分干骺端仍然附着在头部。干骺端延伸最常位于后内侧（图1.10a）
- 内侧铰链被定义为肱骨头在后内侧骨折线水平的轴心点（图1.10b）。

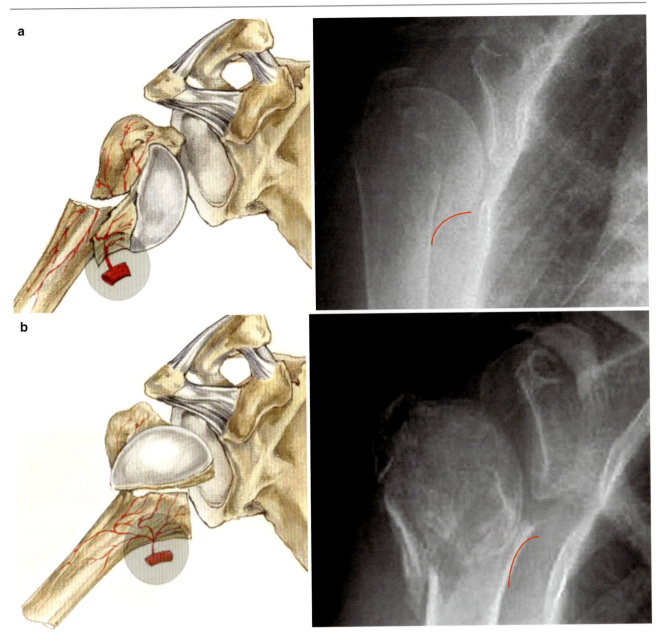

图1.10 （a）内侧干骺端外露的长度越长（红线），肱骨头越有可能有血供；（b）内侧铰链（红线）的完整性既是缺血的预测指标，也是复位实际可行性的预测指标

重要中间型：

- 3~4部分骨折。
- 成角位移＞45°。
- 结节位移量超过10 mm。
- 肱骨头分离部分。
- 当肱骨干相对于肱头部的平均位移量在13 mm左右时，也可以认为是肱骨头缺血的预测指标，特别是如果它是内侧的位移（图1.11）。

根据Trupka等的说法，骨折脱位与肱骨头缺血性坏死的发生率增加无关（图1.12）[25]。肱骨头骨折部分的血供是必要的，但不是唯一的决定因素。

即使有肱骨头缺血（图1.13），当可以预期血运重建和/或由于局部或全身原因需要两阶段治疗方案（第一阶段接骨术和第二阶段半关节置换术应不能耐受）时，保头治疗是一种选择（图1.14）。

一般情况下，保留肱骨头的手术是指在骨质量足够好的情况下，确保稳定的接骨，以便在解剖位置愈合（尤其是肱骨结节处）。

解剖学资料[21,22,26]和临床观察[27-30]似乎证实，仅来自后旋前血管的血供可能足以维持肱骨头存活。

根据Hertel等的说法，缺血的最相关的预测因素[7]是背内侧干骺端延伸的长度、内侧铰链的完整性以及用二元分型系统确定的基本骨折类型。

小贴士：

Gerber等[31]指出，在既往的肱骨头缺血性坏死的病例中，导致患者残疾的是肱骨头畸形而不是肱骨头坏死。因此，关节骨折血供受限的风险不会影响我们的治疗决策。

比如Gerber等[31]认为，在由于肱骨头坏死而需要进行二次手术行假体置换的病例中，结节的排列是非常重要的。

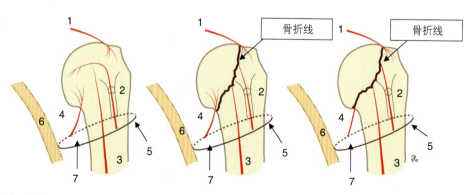

1. 肩峰动脉和肩胛上动脉的肩袖动脉供血；2. 旋前动脉升支；3. 骨内干骺端动脉；4. 旋后动脉升支；5. 旋前动脉；6. 腋动脉；7. 外周动脉。

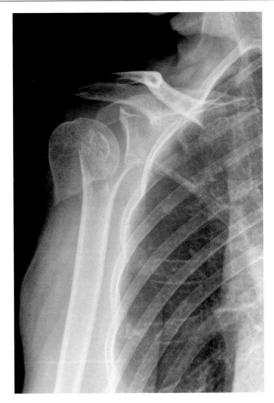

图1.11 肱骨干的内侧位移

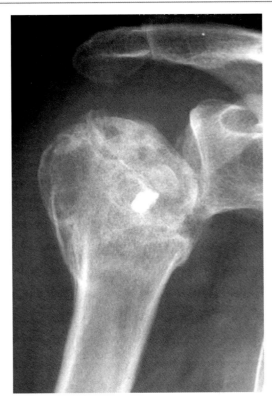

图1.13 PHF合并肱骨头缺血性坏死的骨折并发症

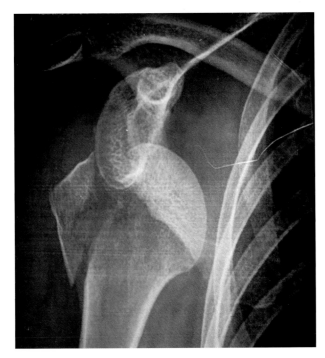

图1.12 骨折并脱位

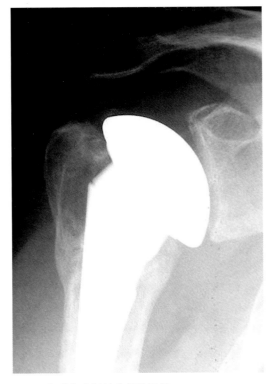

图1.14 二次手术进行关节假体置换

1.3 与肱骨近端骨折相关的生物力学

与肩关节的其他病理不同，肱骨近端第3处骨折通常发生在突发的创伤事件中，因此，从功能解剖学的角度来看，这种情况会影响关节。

因此，创伤后，从解剖学和生物力学的角度来看，只有肱骨近端区域发生了改变。我们还假设组成肩部的其他关节（肩锁关节、胸锁关节，特别是肩胛胸关节）是有功能的。

因此，我们应该更多地关注盂肱骨关节上，并结合生物力学的概念，如支点和动力的概念。如果运用得当，将会对制订短期或长期治疗计划非常有帮助。

"支点"和"动力"的概念

我们将支点定义为肱骨头部的凸面，该凸面在肩胛盂的凹面内旋转。旋转运动由一个有效的动力保证，该动力由肩袖、肌肉止点（大结节和小结节）以及三角肌表示。

研究表明，肩关节只有在冠状面（旋转中心以下的肩袖下部产生的力矩必须平衡三角力矩）（图1.15a）和横断面（肩胛下肌前方与后方的冈下肌和大圆肌保持平衡）上同时保持平衡的力矩时，才能保持一个稳定的运动"支点"（图1.15b）。

在旋转索的应力保护下，即使有肌腱撕裂，冈上肌仍然可以通过其沿悬索桥结构跨度的分布载荷对肩关节发挥挤压作用[32]。因此，肩袖、冈下肌及其止点（肱骨大结节）和肩胛下肌及其止点（肱骨小结节）的完整性代表着"动力"。

支点（肱骨头）和动力（大粗隆和小粗隆）的解剖学完整性对于保证盂肱关节乃至整个肩关节的运动至关重要。

肩袖和粗隆的功能完整性（肩胛骨下、肱骨小结节、冈下肌、肱骨大结节）代表着盂肱"动力"。

累及肱骨头的肱骨近端骨折会短暂性地损害"支点"，在肱骨头无菌性坏死或粉碎性骨折的情况下，随着时间的推移，它可能会影响关节的功能（失去支点，可以用假体替代）（图1.16a，b）。

累及肩袖止点的肱骨近端骨折（肱骨大结节和肱骨小结节）会短暂性地损害"动力"，在愈合不良和骨重新吸收不良的情况下，随着时间的推移（动力丧失），可能会影响关节功能。它会导致严重的损伤事件，而从生物力学的观点来看，这样的损伤事件可能会被反向假体部分替代（图1.17a，b）。

如果没有下列条件，我们就不能保持有效的肩部生物力学功能：

- 肩胸关节有足够的神经肌肉和本体感觉。
- 肩袖及其止点的完整性（"动力"的完整性）。
- 关节面的完整性（"支点"的完整性：肱骨头和关节面）。
- 肩胛下肌和冈下肌之间的协同作用，这必须保证充分的平衡来稳定"支点"[33-35]。

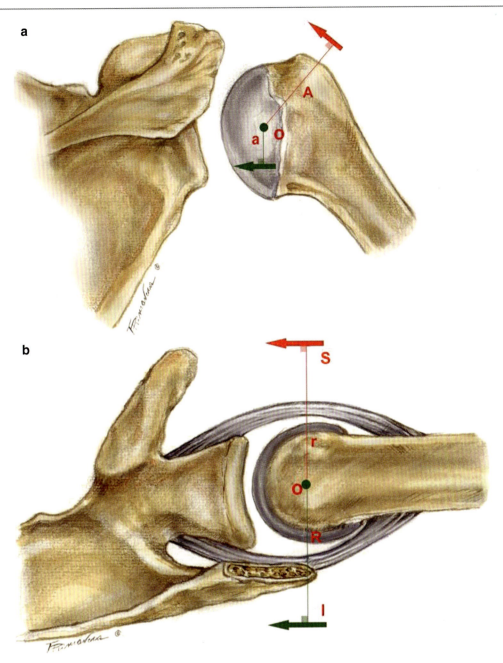

图1.15 （a）注意"支点"（肱骨头）和冠状面力矩（"a"和"A"）。"O"与旋转中心相对应；（b）横向平面力矩（S，I）。肩袖和结节（肩胛下–小结节和冈下肌–大结节）的解剖学和功能完整性代表着肩胛盂–肱骨"动力"。"O"与旋转中心相对应。"R"和"r"对应于射线。"S"和"I"对应于肩胛下肌和冈下肌的对偶力

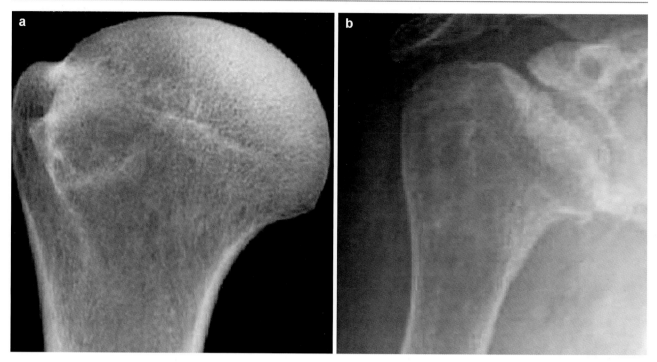

图1.16 （a）正常肱骨头——支点；（b）肱骨头无菌性坏死——支点丧失

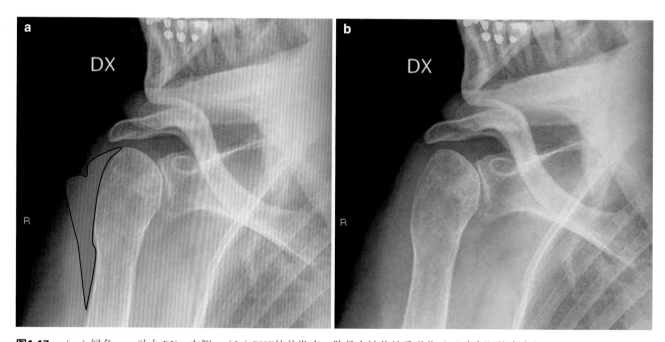

图1.17 （a）绿色——动力 DX：右侧。（b）PHF的并发症：肱骨大结节的重吸收（"动力"的丧失）

1.4 保守治疗

非手术治疗最适合那些骨折愈合率高，且对每个特定患者都有足够疗效的骨折。

这些骨折通常是形态稳定且移位最小的骨折（肱骨干相对于肱骨头的内翻/外翻角度 < 30°）（图1.18）。

保守治疗通常包括在肩臂吊带中短暂固定一段时间（1~3周不等）（表1.7），以便在物理治疗师的指导下进行活动之前能有效地缓解疼痛（图1.19）。

对于患者来说，尤其是在骨折愈合过程的早期，通常他们在坐着休息甚至一直平躺的时候会感觉到舒适。

医生应该向患者和照顾他们的人交代清楚，长时间的制动不利于患者的预后[36]。

从短期来看，较短的制动时间能降低患者的疼痛评分；然而，在6个月的时候，制动却并不能改善患者的疼痛[37]。

最近，Lefevre-Colau和他的同事发现，与传统教学建议的固定一段时间相比，肱骨近端的扦插性骨折的早期活动对于功能恢复是安全和有效的[38]。

因为患肢固定制动会导致明显的关节僵硬和肌肉萎缩，因此在考虑骨折后初期患肢固定的范围和时间时，我们需要在缓解疼痛和避免骨折移位之间寻求平衡。

虽然人们发现手臂吊带通常比身体绷带更舒适，但一些证据表明，所使用的特定类型的绷带既不会影响骨折愈合的时间，也不会影响患肢的功能[39]。

患者应该在2周（运动开始前）和4~6周再次进行患肢X线检查，以确保骨折愈合的稳定性[40]。

小贴士：

什么情况下进行保守治疗？

- 稳定的骨折。
- 最小的骨折位移。
- 无血管损伤风险。

图1.18　稳定型骨折的X线片

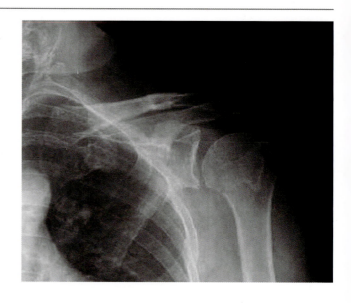

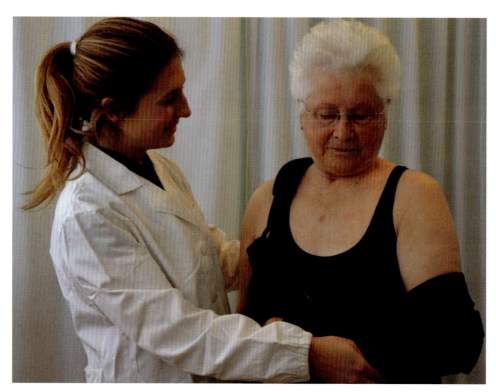

图1.19　佩戴手臂吊带的情况下制动

1.4.1　保守治疗中的康复

无论是保守治疗还是术后康复治疗，肩关节的康复可能是所有关节中，所要面临的挑战最多的一个关节。

人们普遍认为非移位骨折可以保守治疗。在这些骨折中，周围软组织基本完好，骨膜、肩袖和关节囊起着固定骨折部位的作用。

外翻扦插性骨折也是保守治疗的指征。无移位或轻度移位的骨折的保守治疗的一般效果良好。

PHF后保守治疗的康复受多种因素的影响，尤其是患者的年龄。考虑到在年轻患者中，可以基于维持运动链的不同环节的有效性，并在愈合完成后，如Kibler了解到的那样，增加盂肱关节的运动链，从而加快康复速度[70]。

另一方面，对不同患者的同一骨折类型的治疗是不同的，一般来说，在70岁以上的围绝经期/绝经后女性和男性患者中，骨折的发生率更高。

在这些情况下，一旦选择了康复疗程，就必须考虑到相关的合并症，特别是肌肉骨骼方面的并发症。

过于激进的治疗实际上可能会导致颈椎或腰部疾病、病理性骨折等，使康复治疗变得复杂和迟缓。

我们要注意这些因素，以强调正确的骨折具体治疗方法是非常重要的。同时，从患者那里收集的信息的准确性也是至关重要的。

1.4.2　何时开始物理治疗

在文献中，何时开始物理治疗是非常有争议的；根据我们的经验，所要考虑的因素除了患者的年龄和合并症外，关键是：

- 骨折（类型）的稳定性。
- 骨骼质量。
- 患者的依从性。

接下来1周保守治疗的康复方案、ORIF（切开复位内固定）、半关节置换术和反向肩关节置换术给出了所涉及的时间框架的大致指示。根据个别组织愈合时间（植入骨、骨–骨、腱–骨等）的不同，时间表可能会有所不同。这必须由外科团队通过影像技术和临床评估进行监测，并与针对患者的常规康复反应进行权衡。

通常我们建议在创伤后不早于1周开始治疗（停止治疗1周）。

这对于缓解疼痛很重要，同样也是因为患者尤其是老年患者，能活动之后适应了这种新的情况。我们建议不要在创伤后超过3周开始康复，以避免包膜挛缩、肌肉萎缩和失去姿势控制（表1.6）[41]。

表1.6

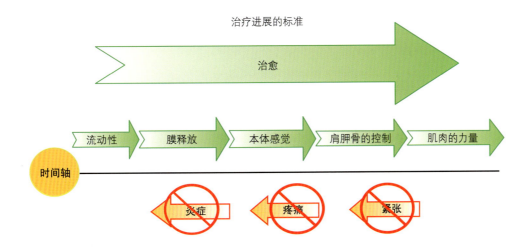

1.4.3 康复进展标准

根据这一点，康复过程分为3个阶段：

1. 早期治疗（0~4周）以控制疼痛和逐步恢复活动范围为目标。这一阶段包括一些不同的步骤：
   - 通过制动、模式、使用止痛药和非甾体抗炎药控制疼痛和炎症。

     在康复计划中，疼痛是关键点之一，因为所有的康复训练都需要在无痛的情况下进行。如果患者的关节疼痛，那么很难让他去进行功能锻炼。同时疼痛也表明要么是在恢复过程中在那个时候做了错误的练习，要么是做得不正确。

   - 教育患者进行正确的肩关节运动锻炼。
   - 在肩胛平面上进行无痛的被动肩关节屈伸运动，直到患肩关节骨折开始愈合。早期关节松动术对损伤肩关节的康复、避免包膜挛缩、恢复其正常的关节运动和肩关节功能起着重要的作用。长时间的制动可能使患者容易出现肌肉萎缩和神经肌肉控制不良（图1.20~图1.22）[71]。
   - 钟摆练习（当骨折开始愈合的时候）：PHF后通常采用重力辅助的摆动训练，以减轻患者疼痛。使营养物质更多地流入关节间隙，并使关节开始早期活动[73]。

     Codman[72-78]也建议，在肩部活动中，随着康复锻炼的进行，可以适当增加这些钟摆练习的负重。当然，在早期治疗中，我们建议不要使用重量，以避免影响骨折块的稳定性。

     钟摆练习必须遵循特定的姿势条件：躯干在臀部伸展的程度，根据经验[72]，必须为90°，这样手臂才能垂直于地面，不受剪切力的影响。我们可以要求患者做不同的动作：俯身靠在桌子上，用健侧的手臂支撑身体。让患侧手臂以放松的姿势垂直下垂；轻轻地绕圈、顺时针和逆时针摆动手臂，然后向前、向后和左右摆动（图1.23a，b）。

   - 肩胛骨控制练习[70]：创伤后，我们必须维持正确的肩胛骨运动机能，不一定需要肩膀的运动来保持正确的肩胛骨运动节奏。创伤后应该恢复正常体位和肩胛骨收缩，我们可以在双脚着地的状态下维持直立，以恢复正常的生理和本体感觉。所有的锻炼都应该在患者处于"理想位置"时开始，保持直立姿势，骨盆水平，进行肩胛骨的收缩和舒张锻炼[74,75]。

     一旦骨折愈合过程完成，就可以进行肩胛盂康复，恢复包膜活动和激活肩袖，以恢复正常的收缩/舒张功能。肩胛骨控制对于恢复正常的关节活动范围是至关重要的，同样肩胛骨平衡对于手臂的抬高（近端稳定到远端活动度）是必不可少的（图1.24）。

2. 中期管理（4~8周）目标是恢复主动活动能力并恢复完整的活动范围。根据临床经验，最好是让患者稍微增加活动的频率，而不是使肌腱单位、韧带和骨痂愈合超负荷。比起在特定时间到达康复的效果，更重要的是患者要稳步进步。练习的原理和质量比执行的数量更重要。

   锻炼必须达到肌肉疲劳，也就是改变其原有的机械结构，而不是完成特定数量的组合和重复。在整个项目过程中，从次最大努力到最大努力是可取的。强化训练的优先顺序是等长训练到离心训练再到向心训练。闭链运动先于开链运动。随着更多的运动的增加，应减少那些简易的运动以防止患者感到无聊。

   这一阶段包括以下几个步骤：
   - 仰卧位在医生指导下进行主动/辅助肩部运动：恢复被动运动是要求患者开始以自我辅助的方式进行运动锻炼的起点。原因是功能性运动的恢复和肌肉激活在患者运动锻炼中具有十分重要的地位。

     仰卧位锻炼时最好保持较低的上斜方肌活动度，以避免肩胛骨的不当运动。此外，在最新的运动指导中，尤其是创伤后的患者，更喜欢卧位放松背部。在这种特殊的锻炼中，卧位锻炼有助于患者恢复90°以上的活动范围，因为我们故意利用重力帮助患者将手臂引导到疼痛的最大活动范围（图1.25～图1.27）[76-98]。

- 在不加剧疼痛的情况下进行轻度功能锻炼。
- 使用温和的按摩疗法缓解肌肉疼痛（图1.28）[81,82,85]。

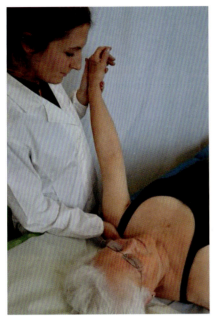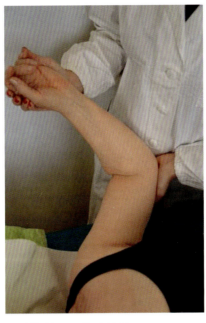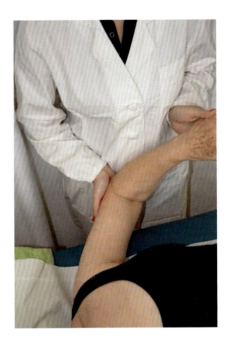

图1.20～图1.22 在无痛伸展中的被动肩关节外伸/外展和外/内旋转

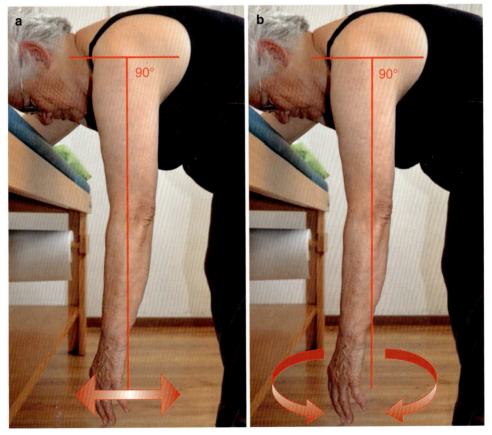

图1.23 （a，b）科德曼钟摆练习：轻轻地将手臂顺时针和逆时针、前后和左右摆动成圆圈

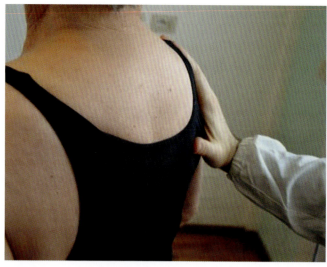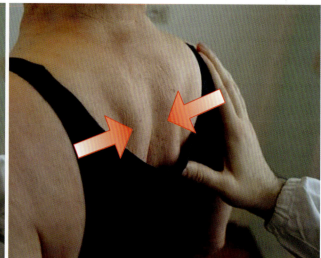

图1.24 基本肩胛骨控制练习：关闭肩胛骨，强调下斜方肌收缩

3. 后期管理（XR随访后）的目标是恢复肩部功能活动能力和力量。

这个阶段包括一些步骤：

- 被动拉伸锻炼剩余软组织的紧密性，通常是外展/外旋和内收/内旋：在这个阶段，我们必须恢复患者肩关节最后的活动度，我们可以使用更积极的方法（无痛）（图1.20～图1.22）。
- 等长肩袖肌肉激活锻炼（图1.29a，b）[79,80]。
- 全力以赴的反重力活动。
- 增加等张运动的锻炼，将上肢运动恢复到运动链中。

肱骨头不愈合、症状性畸形愈合和缺血性坏死的危险是影响康复锻炼效果的主要因素。

表1.7 肱骨近端骨折保守治疗

周数	治疗
第1周	Gilchrist臂吊带、肘关节手部锻炼
第2～3周	单摆练习肩胛骨控制练习
第4～7周	渐进式主动辅助理疗
第8周	自由练习

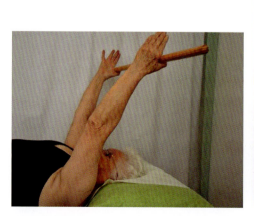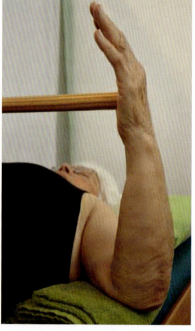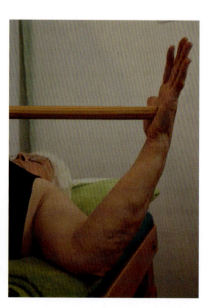

图1.25～图1.27 用于增加ROM的仰卧位医生指导下被动和主动辅助练习

图1.28　使用温和的按摩疗法缓解肌肉疼痛，减少肌肉紧张[81,82,85]

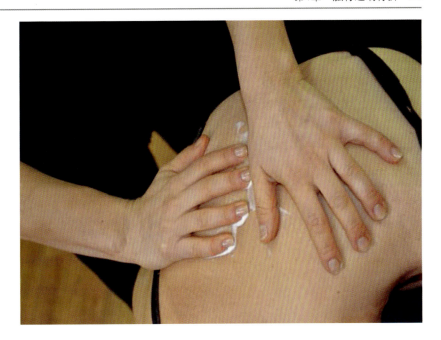

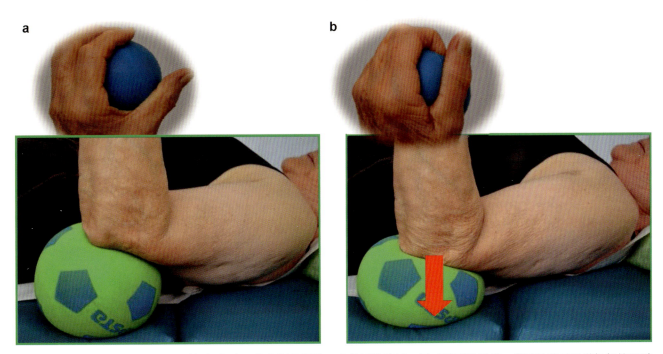

图1.29　（a，b）双压练习：将肘部推向球，使肩胛骨保持正确的回缩位置，同时用手按压球。等长运动对于增加保护肌腱结构的肌肉力量很重要[79,80]

1.5　何时选择手术治疗？

在我们进行治疗方案的制订的时候，患者的期望是我们所要考虑的一个重要因素：

- 需要恢复受伤前功能水平的年轻人。
- 希望恢复自主性活动和功能的老年患者。
- 包括以下这两个标准的病例中，大约20%的病例可能会需要进行复位和内固定：
  - 肱骨结节移位超过10 mm。
  - 有肱骨缺血性坏死的危险因素（见上文血管形态图）。

1.5.1　手术治疗

理想情况下的治疗方案：

- 关节骨折的解剖复位。

- 应该将肱骨头和肱骨结节仔细复位，以避免由于肌腱单位缩短和力矩臂减少而导致的功能不良。
- 解剖复位，以及坚强的固定。
- 为了避免由于坚强的固定引起的关节僵硬，我们应该对患者进行尽可能早期的治疗。从而限制瘢痕粘连，并有可能在最小限度的肌肉萎缩的情况下恢复患肢功能。
- 维持软组织和血管供应的完整性。

手术入路和植入物的类型取决于骨折的类型、患者的骨骼质量（骨质疏松、病理性骨折）、患者的目标以及外科医生对手术的熟练程度。合适的手术方案可以将并发症发生率降至最低。如果可能的话，加速康复方案将会使患者得到最好的预后[33]。

两个主要的手术入路是：

- 经三角肌区入路（图1.30a）。
- 经三角肌外侧入路（AO）（图1.30b）。

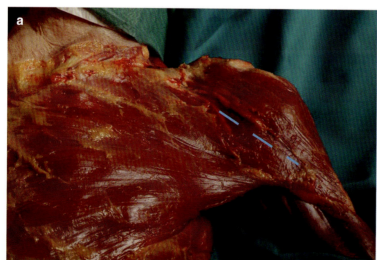
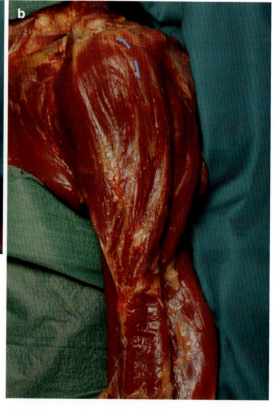

图1.30　（a）经三角肌胸肌间隙入路（蓝线）；（b）经三角肌外侧入路（蓝线）

小贴士：

从康复的角度来看，如果手术操作正确的话，手术入路的选择对手术的效果不会有太大的影响，因为选三角肌入路的话，会在三角肌和胸大肌之间开一个入路。

而经三角肌外侧入路的话，常用于单纯的肱骨结节骨折，常在三角肌间隙的中缝开一个入路，因此不会造成任何医源性损伤。

应特别注意的是，选取该入路的时候，在三角肌的远端开口，不能超过肩峰外侧缘4 cm，以避免损伤腋神经，从而造成严重的不可逆的患肢功能损伤。

复位和内固定：治疗选择

- 经骨固定。适用于肱骨结节2部分骨折，也适用于肱骨外科颈骨折[42]。

  可以在肱骨头前方、侧面和后方用不可吸收缝线将肩袖组织缝合。

  将移位的肱骨头或肱骨大结节进行复位，并通过钻孔或缝合锚钉将其固定到肱骨干上[43]。

- 闭合复位经皮外固定。是一种适应证有限的微创技术。顺应性骨折类型包括肱骨近端2部分骨折（最好是肱骨外科颈骨折），以及残存碎骨片较大的3部分或4部分骨折。

  从理论上讲，这种治疗方式在改善整体美观性的同时，降低了医源性血管损害的风险，减轻了患者术后疼痛，并能减少手术时间和出血量。

- 髓内固定。这些髓内固定装置可用于固定2部分、3部分和4部分骨折。当然其中以2部分骨折患者的预后最好。闭合复位髓内钉固定可减少软组织剥离。

  一些外科医生却并不愿意对年轻患者进行髓内钉固定手术，因为有报道称其可能会导致肩袖损伤和持续性肩痛。当然我们可以通过精准定位髓内钉植入位置来减少术后并发症，避免在冈上肌腱上打入外排钉。确保螺钉完全打入骨内也有助于防止术后不适，以及后续螺钉的取出。髓内

钉的并发症包括螺钉穿透、螺钉撞击、螺钉移位和固定失败（图1.31a～d）。

- 采用锁定钢板的切开复位和内固定（图1.32a～c）。

  随着锁定钢板技术的发展，其适应证已经逐渐扩大。

  一种较新的植入物（锁定加压钢板），其上有锁定在钢板上的螺钉头，因此能实现螺钉相对于钢板的角度稳定。这种类型的植入物提供了更好的稳定性，因此可以加速骨愈合和功能恢复。

  如果采用合适的手术方案，那么凭借锁定加压钢板的特性，几乎可以消除由于固定失败和肩峰下撞击引起的术后并发症，且能给患者带来良好的功能预后。

  在适当的患者中，2部分、3部分和4部分骨折均适用骨折固定术（图1.33a）。

  当然一些4部分骨折、肱骨头劈裂骨折和肱骨骨折合并脱位不适合进行骨折复位固定术，因为这些类型的损伤都适合进行关节假体置换术。

  我们必须仔细处理骨折的碎片，并以肱二头肌长头肌腱止点为标志，将骨碎片固定于肌腱-骨交接界面处。

  通常情况下，可以将肱骨头重新固定在干骺端上，并用克氏针进行临时固定。对于内翻对齐的骨折尤其如此。而在外翻扦插型骨折中，如果扦插程度较大，肱骨头可能没有被损伤，并且由于骨折端的扦插而固定在适当的位置。

  在这种情况下，进行骨折复位固定时，必须注意不要损伤肱骨头颈部内侧交界处的软组织附着物。因为根据研究表明，内侧旋肱动脉正是从这个区域进入肱骨头的，该组织可能携带残余的血液供应。

  对于肱骨大结节/小结节，可以使用异性T形钢板来固定，但是注意不要损伤肱二头肌的长头肌腱。

  然后打入螺钉，并将缝合槽移出或捆绑到钢板孔中或钢板骨道中去（图1.33b）。

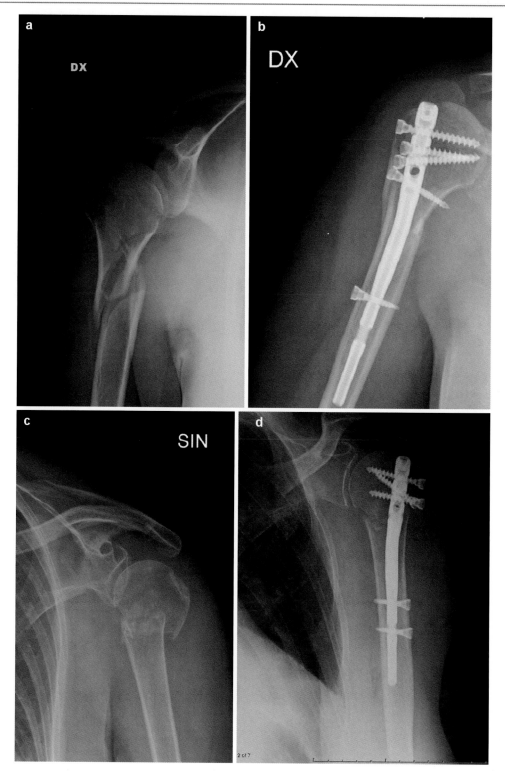

图1.31　（**a，b**）PHF肱骨结节完整，髓内固定；（**c，d**）外翻骨折，髓内固定。DX：右侧；SX：左侧

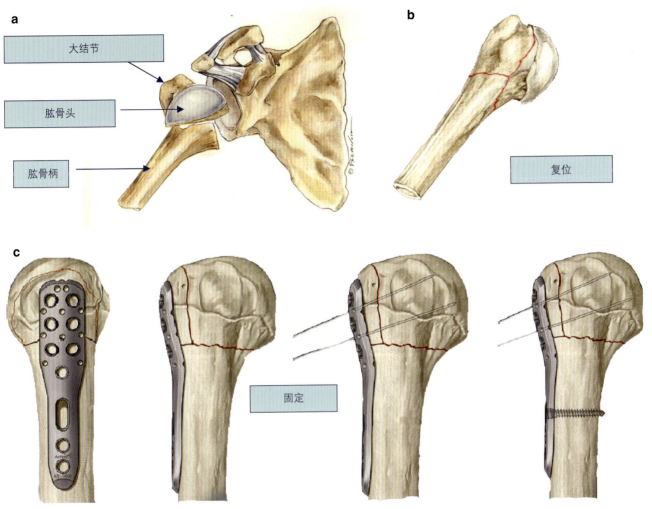

大结节

肱骨头

肱骨柄

复位

固定

图1.32　（a）PHF；（b）PHF的切开复位；（c）ORIF用锁定钢板内固定

图1.33　（a）PHF伴肱骨干内侧移位；（b）使用
锁定钢板进行ORIF

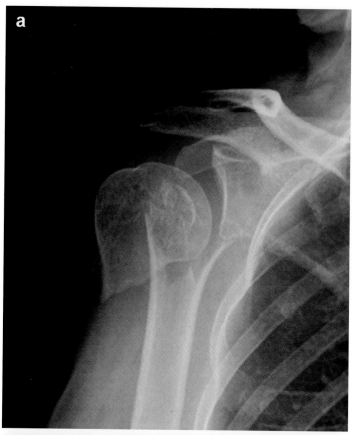

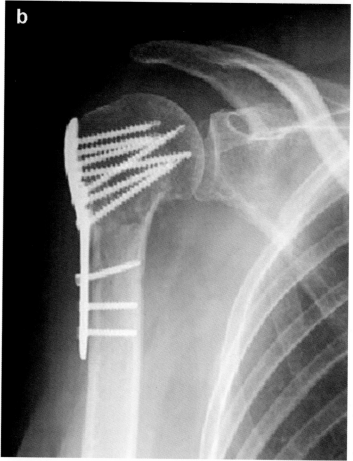

半关节置换术

这是治疗肱骨近端骨折的一种很好的手术方案，适用于要求较低的老年患者或不能接受ORIF（切开复位内固定）治疗的骨折患者。

对于老年骨质疏松症患者3部分或4部分骨折的最佳手术方案，存在明显的争议（图1.34a，b）[44]。

与非手术治疗相比，这些患者术后的活动范围没有明显改善。但是在半关节置换术后疼痛明显减轻[45]。

初始内翻角度大于30°的患者固定失败的风险会增加，因此半关节置换术可能会降低他们再次手术的可能[46]。此外，骨折合并脱位在复位固定后可能效果不佳，因此除年轻患者外，其余骨折合并脱位的患者都应行关节置换术。

同时，我们还要考虑肩部潜在病理的情况。包括症状性盂肱骨关节炎或肩袖关节病；如果存在这些疾病，可能会导致患者骨折复位固定的预后较差。

因此，如果患者合并有骨性关节炎或肩袖病变。那么医生可能更多地会选择半关节置换术或反向全肩关节置换术，而非骨折切开复位内固定。

半关节置换术：植入的假体恢复了"支点"，而同时肱骨结节的解剖愈合能够实现功能性的旋转肌袖套（动力），这些对患者满意度和半关节置换术后的功能结果都是至关重要的。

Boileau等发现，在所有接受半关节置换术的PHF患者中，半数患者出现了肱骨结节错位。这也与较差的预后、假体对齐不良、术后关节活动范围减少和残余疼痛高度相关。

相比于传统假体（66%），使用骨折特异性肱骨假体（79%）可以更好地改善肱骨结节愈合和预后[47]。

如Frankle[48]和Mighell等[49]所说，肱骨头到肱骨结节的平均距离（和标准差）应为8±3 mm。

使用HEMI治疗PHF是一项要求很高的手术，许多变量，包括患者因素、手术技术和术后康复都会影响该手术的预后。

为了最大限度地改善患者的预后，外科医生应该特别注意两个重要的方面：

- 对肱骨结节进行解剖复位（图1.35a）。
- 选择一个合适的肱骨假体的高度和角度（图1.35b）。

肱骨结节的解剖复位的要点包括坚强固定、恢复肱骨长度及后屈角度，再怎么强调也不为过。

理想情况下，肱骨假体应该有一个低轮廓的侧向凸起，以便于肱骨结节的正确复位和缝合固定。（图1.36a，b）。

伴有移位的PHF患者半关节置换术后，最常见也可能是最严重的并发症（失去"动力"）就是肱骨结节畸形愈合、不愈合或骨性重吸收（图1.36c）。

解剖标志的丧失使肱骨高度的恢复变得困难。缩短肱骨会减少三角肌的杠杆臂，从而降低肌肉在向前抬高时的运动和力量。

而肱骨延长可能导致肱骨上端移位、撞击和/或肱骨结节不愈合。

尽管已经有了一种个体化的方法[50]，就是通过对比患者健侧肱骨来确定每个患者适宜的肱骨后倾角。但是大多数学者还是建议以二头肌沟作为假体定位的标志。通常建议肱骨后倾30°～40°[51]。

由于骨性标志定位不准，以及为了防止肩关节前脱位。我们常倾向于将肱骨头定位在过度后倾的位置。肱骨头过度后倾可能导致后肩袖张力过大，缝线脱出，肱骨大结节畸形愈合或不愈合。另一点需要记住的是，骨骺宽度的恢复对于恢复三角肌和冈上肌的软组织张力至关重要；对侧肩可以作为测量骨骺宽度的模板。已被证实的与结节畸形愈合相关的因素包括：

- 术中假体定位不良（过高和/或后倾）。
- 初始肱骨结节位置。
- 患者年龄超过75岁。
- 女性[47]。

半关节置换术的最佳时机也很重要。

根据最新的研究表明[49-52]，早期治疗有助于改善患者的预后。因为从手术操作上来说，半关节置换术在患者PFH早期更容易实施；然而，一项研究表明，当选择受伤后30天作为一个时间节点来算的话，提前或是推迟治疗时间所带来的预后并无明显区别[53]。

关于急性PHF患者采取半肩关节置换术还是反向全肩关节置换术，在文献中还存在争议。

目前对PHF患者进行反向全肩关节置换术的适应证，仅限于肩袖缺损和腋神经完整的重度肱骨结节粉碎性骨折（图1.37a，b）。

根据最新的研究数据，对急性PHF的半关节置换术和反向置换进行比较，接受反向全肩关节置换术的患者，其预后更佳[54,55]。

对于因肱骨结节粉碎性骨折而担心愈合效果的

患者，以及肩周炎患者，反向肩关节置换术并不受制于肩袖，且能保持患者正常的肩关节功能。

当面对PHF患者时，外科医生的角色更多的是正确解释骨折的模式，以及之前所描述的那些可能影响肱骨头和肱骨结节愈合的危险因素。

当患者的一般情况尚可，但需要手术治疗时，我们更倾向于采取保留解剖结构的术式（ORIF）。

如果是肱骨头粉碎性骨折（失去"支点"），我们则会选择半关节置换术。

而当肱骨结节尤其是肱骨大结节的明显损伤（失去"动力"），唯一的选择是可提供新的"支点"的反向假体和提供新的"动力"的三角肌（图1.38a，b）。

| 基于年龄的肱骨近端骨折处理算法 |

| 肱骨近端骨折的生理年龄 → | | 说明：
RF=风险因子 |

年龄	年轻的患者<50	中年患者 50～70	老年患者>70
2部分	保守治疗 或 基于RF的切开复位内固定	保守治疗 或 基于RF的切开复位内固定	保守治疗 或 基于RF的切开复位内固定
3部分	保守治疗 或 基于RF的切开复位内固定	保守治疗 或 基于RF的切开复位内固定	保守治疗 或 基于RF的切开复位内固定 或 半肩关节置换
4部分	保守治疗 或 基于RF的切开复位内固定	保守治疗 或 基于RF的切开复位内固定	保守治疗 或 基于RF的切开复位内固定 或 半肩关节置换
5分裂	切开复位内固定	切开复位内固定 vs 半肩关节置换	半肩关节置换
6骨折脱位	切开复位内固定	切开复位内固定 vs 半肩关节置换	半肩关节置换

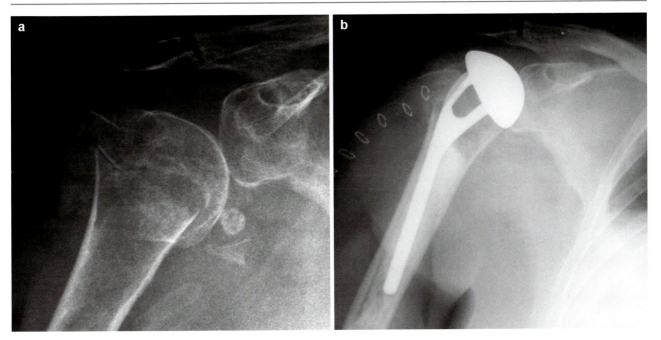

图1.34 （a）骨质疏松患者的PHF；（b）半关节置换术

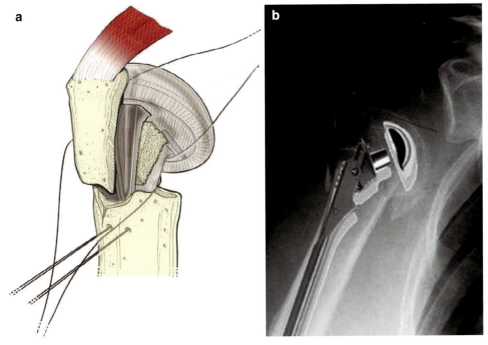

图1.35 （a，b）在半关节置换术的手术入路中，肱骨结节和肱骨干之间的愈合对于获得有效的"动力"至关重要，因为"支点"是由新的植入假体来提供的

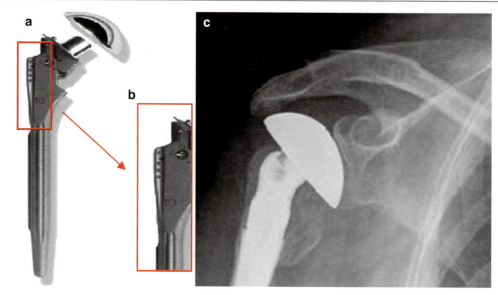

图1.36 （a，b）有一些做工精良的假体，提供了专门为肱骨结节骨折复位固定设计的锚点；（c）使用半关节置换术来治疗重要肱骨结节重吸收并发症——失去"动力"

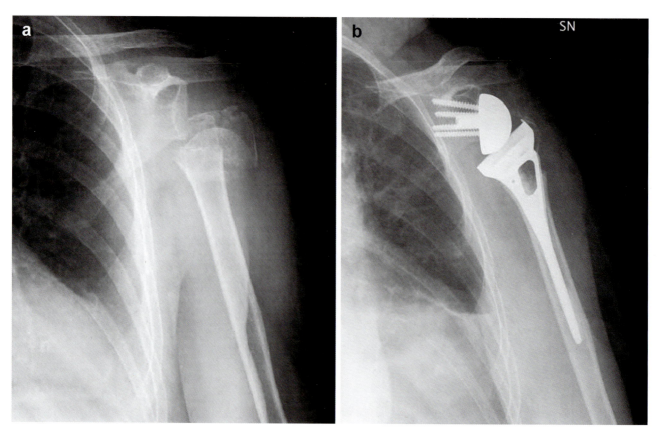

图1.37 （a）PHF伴严重的肱骨结节粉碎性骨折；（b）治疗骨折的反向假体。SN：左侧

图1.38 （a，b）在反向假体中，"支点"由假体本身（肱骨凹面和关节盂凸面）表示，"动力"由三角肌单独表示

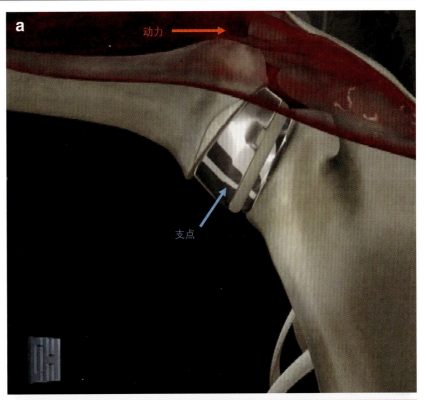

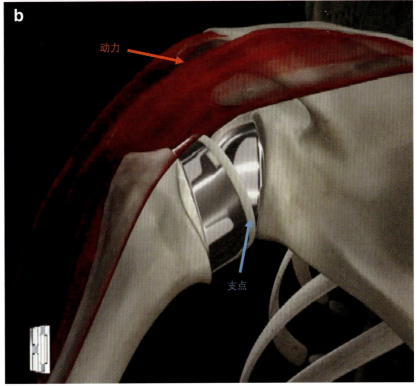

1.5.2 外科手术治疗后的康复

切开复位内固定术后的康复

即便通过外科手术可以使骨折端复位，并可以进行早期的康复锻炼，但是PHF患者术后康复过程中仍然存在着许许多多的变数。

但是我们需要考虑到这样一个事实，如果外科医生选择手术治疗的话。显然不同分型的骨折存在着不同的风险，如在生物力学（移位骨折）方面，和生物学（肱骨头和肱骨结节的再吸收）方面，或者患者出现的合并症，使他们只能接受保守治疗。

因此，在手术后的康复治疗中，物理治疗师必须密切关注康复训练的进展，以便能快速筛选出需要手术医生再次复查的患者。

关于ORIF术后患者的疼痛管理和康复方案的进展标准，与我们在保守治疗章节中强调的合理性一致。

手臂吊带的使用

在手术后的治疗中，为了减轻患者疼痛以及保护患肢，我们建议使用手臂吊带（中度外旋，以减轻来自肱骨大、小结节的压力（图1.39a）7～10天，然而，在此期间，手臂吊带可以且应该临时移除，以便行肘关节屈、伸功能锻炼。对于老年骨质疏松症患者，手臂吊带应延长3周以促进骨折愈合（图1.39）。

术后第1天：术后首要考虑的问题就是疼痛缓解。

术前进行斜角肌处神经阻滞会有效地缓解患者的疼痛[33]，如果可以的话，应将导管留在原位，以便能通过自控性镇痛泵来缓解患者的疼痛。

术后早期的疼痛是由于外科手术造成的医源性损伤，以及肌肉变短和收缩，从而产生防御性止痛姿势。虽然可以通过使用非甾体抗炎药来缓解疼痛，但在初步康复阶段，物理治疗师仍是控制疼痛的关键。

以下情况可以适当延迟患肢被动活动范围的训练：

- 骨质疏松患者骨中螺钉粘连不良。
- 与软组织（肌腱或韧带）愈合相关的问题。

- 其他特殊情况（如闭合复位和经皮固定）。

术后2～9天：虽然根据国际文献报道的一些成功的治疗方案建议，从术后第二天开始被动锻炼[76]。但是根据我们的经验，对于老年患者，我们更喜欢在手术后7～10天佩戴中度旋转的支具，来让患者适应这种新的状态。但话说回来，对于骨折稳定、骨和软组织质量良好的年轻患者，我们也遵循快速康复的治疗理念。

我们应该根据每个患者康复进展的情况，来为他们制订个性化的康复方案。而患者康复进展情况又和患者的依从性、组织愈合时间密切相关。因此，我们不仅需要为不同的患者制订个性化的康复方案，而且还必须根据每个患者康复开始时间的差异，来调整后续方案。而这则需要康复医生和手术医生进行沟通并达成一致。

虽然目标实现率和治疗团队的经验密切相关，但患者的康复进展也可以基于以下3个阶段的策略：

- 阶段1

术后10天至6周：（12天拆线）（图1.39b）：开始执行康复方案。制订康复目标。

信任：建立在信任和同理心基础上的良好的医患关系。

疼痛控制：手臂吊带可能会导致患者采取防御性止痛姿势（肩胛骨前倾斜），继而肩胛周围肌肉收缩，前肌（胸小肌）缩短。物理治疗师可以提供帮助：

- 轻轻地按摩肩胛周围肌肉，避免或消除止痛性挛缩。
- 伸展。

PROM：我们在肩胛骨疼痛的平面上开始进行相关的、被动活动范围的锻炼。理疗师的角色是至关重要的（图1.40a，b）。这一阶段的主要目标是恢复被动关节活动度。因此，我们必须根据患者的依从性和期望，以及骨折重建的质量和稳定性为患者设计一个个性化的康复计划。在这一阶段，我们应该对患者进行仰卧位被动活动度的训练和自助式练习，以维持肩部运动过程中上斜方肌的适度发力，避免使肩胛骨过度前倾[76-98]。

主动辅助：一旦患者的无痛的被动活动范围达到90°，且X线片显示患者骨折愈合好，就可以开始肩胛骨平面的主动/辅助运动。然而，如果担心肱骨小结节愈合不良，则应注意肱骨外旋转；如果担心肱骨大结节的稳定性，则应注意肱骨内旋转。

本体感觉练习：本体感觉控制（识别、控制和协调不同身体节段相互关系的能力，有或没有视觉传入）对功能恢复至关重要。神经肌肉训练发展了基本的稳定性，这是运动恢复范围的基础。

肩胛胸部训练：本体感觉练习可以与伸展到90°以下的肩胛胸练习相结合，以确保逐渐、温和的恢复进程；这些练习的目的是维持肩胛骨周围的神经肌肉控制，以便进入下一个康复阶段。

> **小贴士：**
>
> 我们建议在术后第1周反复进行临床对照，以便早期识别那些由于各种原因易发生术后筋膜回缩的患者。如果我们能及早地发现这些有这种个体倾向的患者，加速康复计划（如果患者骨折稳定）和水疗便能起到极好的辅助康复的效果。

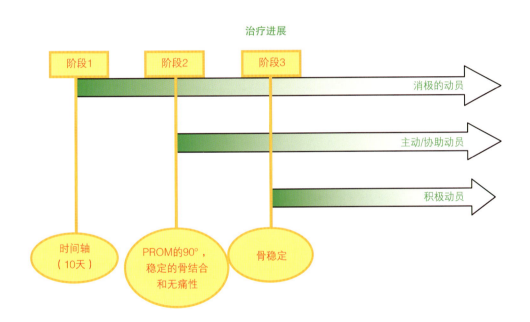

• 阶段2

6~10周：这一阶段的锻炼目标是使患侧肩关节的被动活动度，达到健侧肩关节的80%~90%。而这一部分的康复计划旨在改善肩袖和肩胸肌的活力，一旦有证据表明肱骨结节愈合，就能开始进行肩关节运动链功能锻炼。运动进展标准如下：

被动和主动辅助活动：这一阶段的被动活动旨在达到90%的关节活动度，且逐渐增加开始于第一阶段的辅助主动运动，以期在第三阶段恢复主动活动。

高级肩胸练习：在充分考虑到患者的个人能力和依从性的基础上，让患者进行关节活动度超过90°的高级肩胛胸肌锻炼，可以加速其肩胛肌肉的康复和力量的提升，并提高肩关节的动态稳定性（图1.41a~c）。

等长运动：等长运动对肩袖和三角肌肌力的锻炼有着积极的作用，而后者是肩关节运动系统的"动力"。而这些锻炼则为后期实现肩关节完全的主动功能奠定了基础（图1.41d，e）。

- 阶段3

10～12周：目标：一旦关节被动活动度达到健侧臂的90%～100%，并且有X线片表明患者骨折愈合。那么康复的目标就是完全恢复患肩关节的正常活动度。这一阶段将继续进行：

积极锻炼：在这一阶段，患者应逐渐进行强化训练。我们要逐步的教会患者在治疗过程中，脱离健侧手臂的辅助，而更多的锻炼患侧手臂的主动活动能力。

- 允许和鼓励患者进行日常生活活动。
- 在患者疼痛完全缓解，并已初步完成关节的完整运动后，就可以开始进行橡皮筋提拉抗阻训练（图1.42a～c）和举重训练（图1.43a～e）
- 平衡稳定练习（图1.44a，b）目的是激活肌肉和力量。

如果这一阶段患者的被动关节活动度不到对侧的80%，我们建议患者进行临床和影像学评估以排除不稳定固定：

- 固定不牢：特殊矫形治疗。
- 稳定固定且愈合良好：加强拉伸训练。

通常肩部需要进行1年左右的功能训练才能完全恢复，但这仍可能在12个月内得到改善。

我必须知道什么？	症状	解决方案
术后阶段	手术后持续数天的持续疼痛，特别是药物治疗无效：应提高警惕 康复的第一阶段内旋外旋转僵硬的警告信号：可能是筋膜挛缩的表现 伴随剧烈疼痛的感觉改变可能意味着钢板或骨折端的移位：建议进行X线检查	向专科医生寻求帮助
从手术到术后10周内	在手术后的第1周，从手术向下延伸到手的疼痛：可能是神经营养不良的症状，也可能是颈臂疼痛的早期表现	向专科医生寻求帮助
术后10周到1年内	如果主动活动范围有限，但被动活动是正常的：可能是因为肱骨结节被重吸收（失去动力），关节活动范围的逐渐退化，同样在1年后，可能会有显著的肱骨头缺血性坏死（失去支点）	向专科医生寻求帮助，建议进行CT检查

小贴士：

- 康复的最终目标是恢复关节功能和力量。

初发骨折越严重，患者年龄越大，关节残留僵硬的可能性越大。

- 从根本上说，毋庸置疑的是手术后康复的时机的选择，应在骨组织生物愈合的需要和早期活动关节以避免可能导致包膜僵硬等此类骨折并发症之间选取一个平衡点。

对于骨骼质量好、钢板稳定的年轻患者，我们可以选择相对积极的功能康复。在七八十岁的骨质疏松患者中，手术后的康复锻炼计划的制订，必须基于外科医生和康复治疗师详细沟通的基础之上。外科医生必须将患者骨骼的质量、钢板稳定性以及通过定期X线检查监测的骨骼愈合情况告知康复锻炼医生。另一方面，治疗师在外科医生的协助下，根据外科医生给出的参数来对患者进行肩关节功能锻炼，这就意味着外科医生对患者治疗情况有一个基本的反馈。

图1.39　（a）将患者手臂用手臂吊带固定于自然位置；（b）Delto-Pectora入路

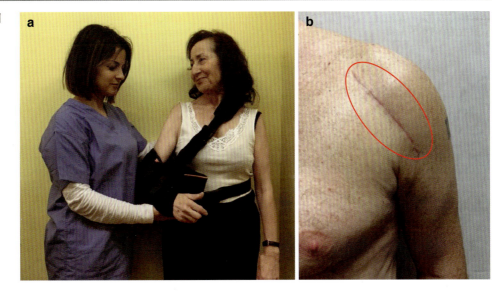

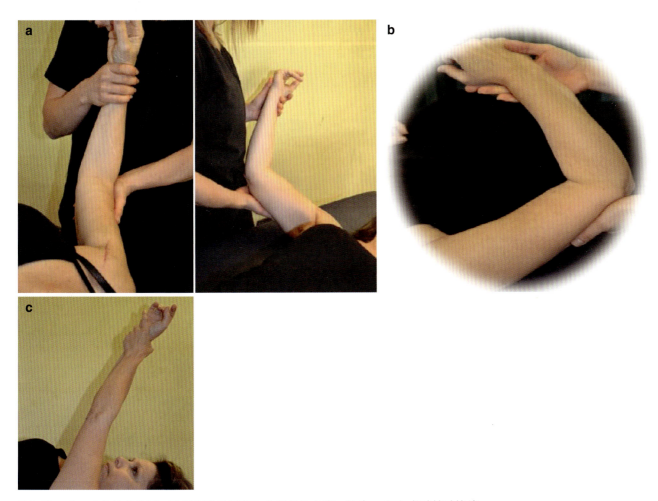

图1.40　（a，b）被动伸展，注意与肱骨结节愈合相关的内旋、外旋；（c）主动辅助锻炼

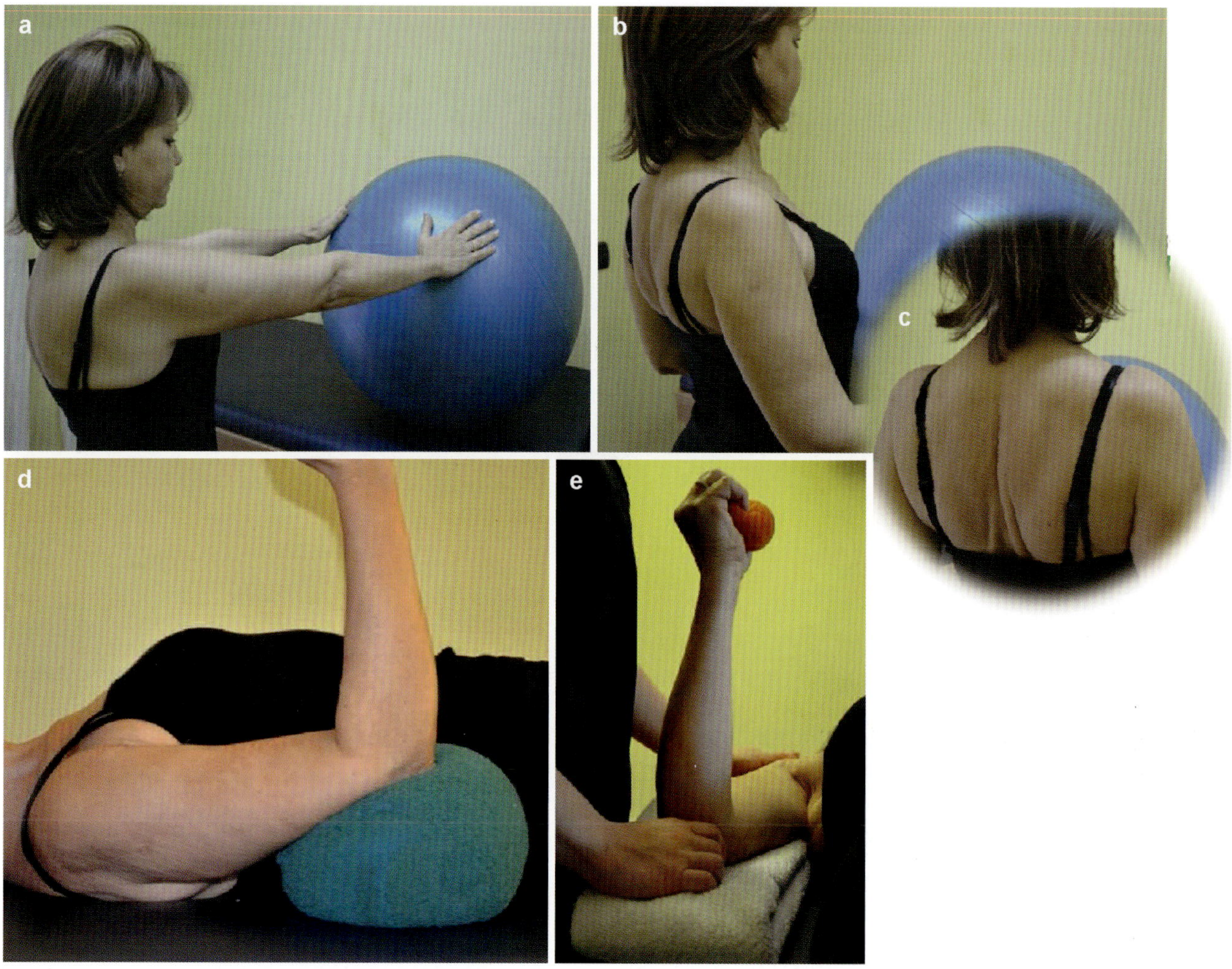

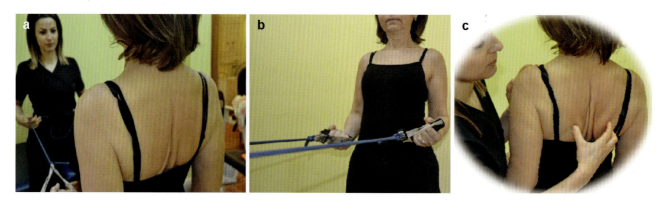

图1.41　（a～c）滑球练习：把球向前推，滑动它，然后回来，把肩胛骨推到正确的回缩位置[70]；（d，e）等长肌力练习

图1.42　（a～c）在PT辅助下使用导管进行肩胛骨控制练习，注意肩胛骨回缩。我们必须把肩胛骨放在运动链的后面——因为这个原因，我们必须强调躯干和髋部的稳定[70]

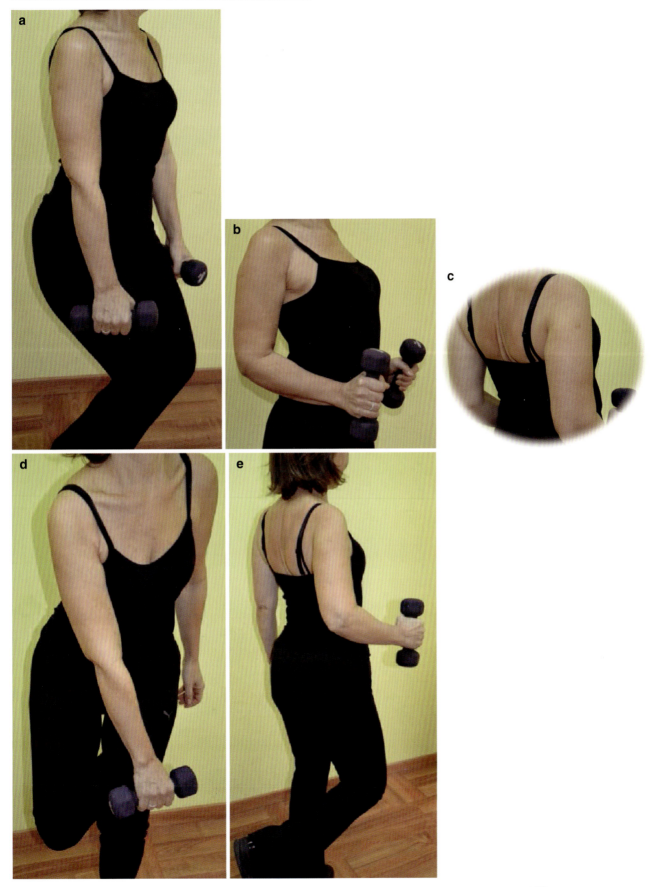

图1.43 （a～e）举重，肩胛骨控制练习。10周后，在PT辅助下，我们可以使用负重来强化肩胛骨收缩[70]

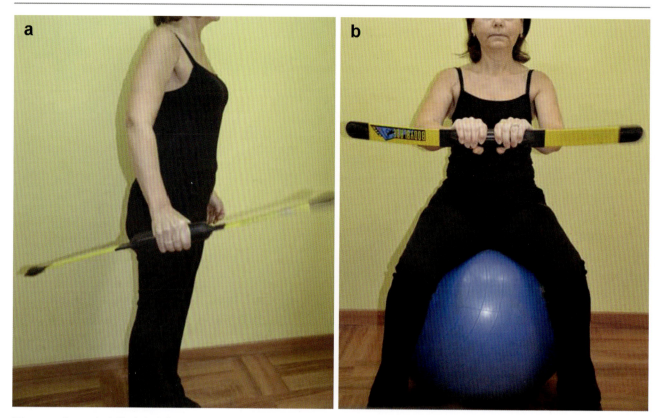

图1.44   （a，b）身体叶片稳定：这个练习有助于在物理治疗的最后阶段改善肌肉平衡和肩部的稳定性[83,84]

1.6　半关节置换术后的康复

虽然半关节成形术治疗肱骨近端骨折可以有效地减轻疼痛，但术后肩关节活动范围的恢复一直难以预测。

康复，特别是早期的被动活动范围和长期的主动活动范围的恢复和加强，一直是改善肩关节置换术后患者预后的关键[51,53,56]。手术后，患者应立刻佩戴手臂吊带。取轻度外旋或中度位置，以减轻肱骨大结节上的压力。

因为部分组织（植入–骨、骨–骨、肌腱–骨等）愈合时间的影响，所以术后1周的基础康复时间只是一个常规术后康复计划。具体的计划必须由外科医生通过影像技术和临床评估进行监测，并根据患者的康复进展来进行调整。

一般来说，康复在术后第1周内开始。

- 1～6周：我们应根据患者的个体化程度（如外科手术后肱骨结节的强度）来决定是否开始进行被动肩关节活动。

  被动关节活动度训练：

  应在患者仰卧的状态下，通过内旋以减少肱骨大结节的压力，通过在肩胛骨平台轻度外旋来锻炼患者的被动关节活动度至90°（图1.45a，b和图1.46）[99]。

  合并肱骨小结节固定的患者，关节活动度的锻炼可以推迟2～3周，以最大限度地减少骨折愈合的压力，如果进行了肱骨小结节固定，应避免早期的外旋锻炼。

  术后立即鼓励患者进行手腕和肘部的缓慢主动活动，以避免因固定而导致的僵硬和疼痛。正如前文所述，如果患者没有疼痛，则应该让患者进行钟摆练习。

- 6～8周：只有影像学证据表明肱骨结节已经愈合，患者才能开始进行主动/辅助前抬和外旋训练（图1.47）。

  通常在术后6～8周的时候，只要有影像学表明患者肱骨结节已经愈合，那我们就可以开始进行缓慢的等长肩袖及肩胛骨伸展锻炼（图1.48，图1.49）。

  康复计划必须恢复手臂的正常功能，改善其关节的活动范围，并尽可能强化对肩胛骨的控制，以恢复患者正常状态下的运动学和有效的运动链（图1.50）。

  经过康复，术后9～12个月可达到估计的最大改善水平。

> **小贴士：**
>
> 半关节置换术中的康复时间和PHF的ORIF一样，都是由骨性生物愈合时间决定的。在关节假体中，肱骨大结节和肱骨干是必须要愈合的（图1.32a）。

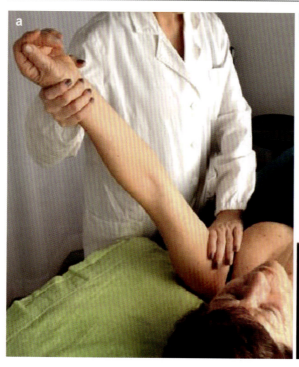
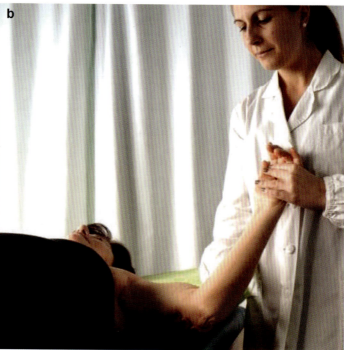

图1.45 （a，b）肩胛面的被动活动度练习和缓慢的外旋

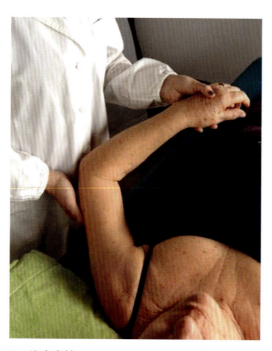

图1.46 注意内转

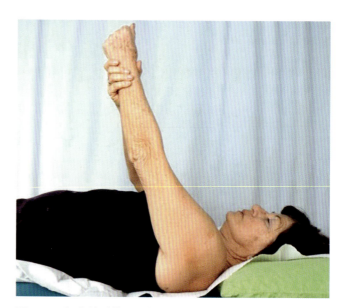

图1.47 主动/辅助前屈上抬

图1.48　等长练习

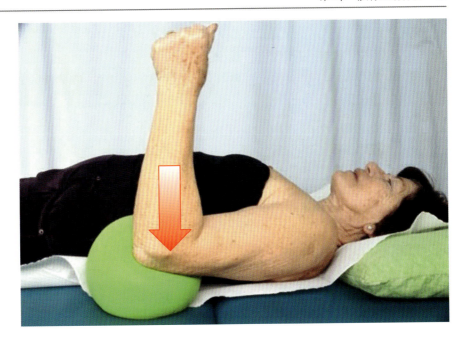

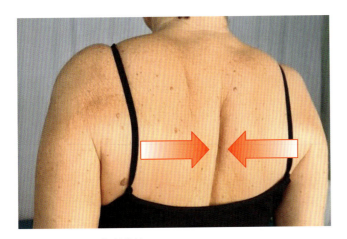

图1.49　肩胛骨控制锻炼

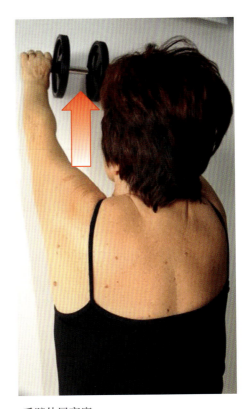

图1.50　手臂伸展高度

1.7　并发症

1.7.1　肱骨近端骨折后肩关节的神经解剖学和神经力学方面

机械应力和负荷可能会损伤肩关节的特殊结缔组织。

肱骨近端骨折后机械应力引起的肩部疼痛，通常也是由于位于这些组织内的伤害性感受器的物理变形，或者是由于组织细胞壁受损，而导致持续的去极化，引起游离神经末梢化学激活的结果（传入神经阻滞）。

伤害性感受器是将物理和化学能量刺激转化为动作电位的生物传感器。当肌肉、肌腱、囊膜结构受损时，部分传入功能丧失会导致本体感觉功能障碍。除了特殊结缔组织的损伤或肌腱组织的损伤，导致PHF创伤后肩部感到的疼痛，可能是由其他几个神经解剖学或神经生理学因素引起的。

腋神经是肱骨近端骨折中最常见的损伤神经，其次是肩胛上神经[94]。腋神经沿着PCHA走行进入四边形间隙，距离外科颈平均1.7 cm[95]。在四边形间隙内，腋神经分为前支和后支，后者支配三角肌的后头和中头的运动，最后终止为肱外侧上皮神经[95]。腋神经前支沿三角肌下表面走行，穿过三角肌前间隙，即分隔三角肌前头和中头的无血管区，距肱骨大结节外侧隆起处平均3.5 cm，距肩峰前外侧缘平均6.3 cm[96]。

Gardner和他的同事发现，在这个位置，可以很准确地扪及这种神经，就像一个绳状结构。腋神经的浅表性使其特别容易受到创伤和医源性损伤[97]。

肩胛上神经后下方穿过肩胛上切迹，支配冈上肌和冈下肌，该神经的运动支从肩胛棘根部起约1 cm，在肩胛缘后2 mm处走行[95]。

神经在两个不同的位置特别容易受到牵拉损伤：从上躯干开始的分支点和肩胛上切迹处，在那里它深入到肩胛横韧带。

1.7.2　ORIF术后并发症

如果能避免一些以下并发症（缺血性坏死、骨不连、愈合不良和畸形愈合、术后感染等），一般都能改善患者的预后。

这些并发症可能是原始伤害所致，也可能是后续治疗的并发症：

1. 尽管骨折合并脱位会增加肱骨头血供受损的风险。但是肱骨头缺血性坏死在粉碎性骨折中更为常见，如前所述，肱骨头的内下方被认为是维持充足血液供应的关键区域。肱骨头坏死的患者常会出现疼痛和功能丧失。
   如何发现？
   • X线片可能会显示受影响骨骼塌陷和吸收的硬化骨块之间的显影变化。
   • MRI通常用于进一步评估损伤程度。
   如何治疗？
   • 在早期可以进行髓核减压，然而大多数情况下需要进行肱骨头置换[31,57]。
2. 骨不连或畸形愈合：骨不愈合的正常促成因素也适用于PHF，如感染、生理储备不足、吸烟、糖尿病、骨折稳定性不足和软组织剥离过多[58,59]。骨折后畸形愈合较常见。由于老年人期望值较低，因此发生此等并发症时往往能接受。但对于年轻患者来说，他们可能会更多地关注自己的患肩关节功能，尤其是有时候还会影响到肱骨结节以及相邻的肩袖止点。

尽管在这些骨折后通常都会有一定程度的僵硬，但应及早发现和治疗其他明显的功能受限。

关节囊紧缩、肱骨结节愈合不良或重吸收（图1.51）、由钢板移位引起的撞击、螺钉突出（图1.52a～c）和肩袖功能障碍等问题，都可能导致肩关节僵硬。

如何发现？

- X线片可能显示骨不连，但可能需要CT扫描才能确诊，也可为术前计划提供有用的信息。

如何治疗？

- 如果出现骨不连，通常需要肩关节置换或切开复位植骨内固定。

3. 必须时刻牢记术后感染的可能。术后感染的体征和症状可能并不明显，如GO关节间隙丧失，并伴有持续性疼痛和不适。这些症状可能是感染的第一个迹象。

如何发现？

- 影像学证据

- 关节内穿刺的生物学证据，可以显示感染是急性（＜3周）、中期（3~8周）还是慢性（＞8周）。

如何处理？

在这种情况下，最好在感染科医生的指导下开始静脉注射抗生素。

- 急性感染：如果出于稳定关节的考虑，可以将植入物留在原位。

- 中度感染：在这种情况下，可以考虑二次干预，例如假体的融合或重新植入。

- 慢性感染：必须取出内固定。

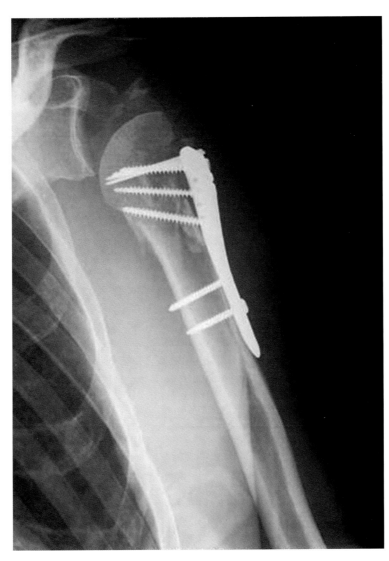

图1.51 肱骨结节畸形愈合和重吸收

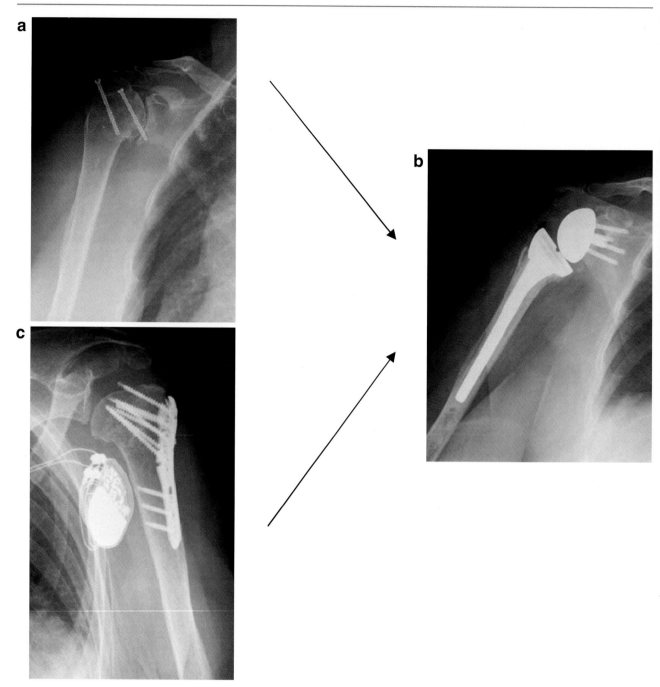

图1.52 （a）螺钉突出；（b）解决方案；（c）撞击

1.7.3　半关节置换术后的并发症

有相关报道描述了半关节置换术后可能发生的一些不同的并发症。

Bigliani等[60]通过研究发现，在29个通过半关节置换术治疗急性PHF的失败病例中，肱骨结节骨不连是最常见的失败原因。

在一项对810例失败的肩关节半关节置换术的Meta分析中，并发症包括表浅和深部感染、异位骨化（8.8%）和肱骨头近端移位（6.8%）（图1.53）[61]。

一般来说，我们能处理的最常见的并发症只有两种：肱骨结节骨不连和植入物感染。

1. 肱骨结节骨不连：是移位的3~4部分PHF患者进行半关节置换术后，是最常见和最具破坏性的不良结果的原因。

   Boileau等[47]研究发现，在接受半关节置换术治疗PHF的患者中，有一半的患者出现了肱骨结节移位，而这也导致了患者预后较差。假体对齐不良会降低关节活动范围和导致疼痛。

   如何发现？

   • X线片检查和CT扫描

   怎么治疗？

   • 反向全肩关节置换术

2. 植入物感染：对骨折、肩袖成形术或放射性骨坏死进行手术时，假体周围肩部感染的风险增加。这些感染的具体影响因素为：

   • 肥胖。

   • 营养不良。

   • 系统性类固醇增多症。

   • 恶性肿瘤。

   • 化疗。

   • 糖尿病。

   • 同步感染。

   • 术后血肿形成。

   • 翻修手术。

术后肩部感染最常见的分离菌种为：金黄色葡萄球菌、表皮葡萄球菌、痤疮原杆菌和棒状杆菌[62,63]。总体而言，我们可以通过使用抗生素来降低半关节置换术肩部感染的发生率，并且十分经济实惠。在手术开始前预防性使用抗生素可以有效地减少坏死组织的感染风险。通常认为另一种可以降低手术部位感染发生率的手段就是，修剪腋毛和遮盖腋窝区，但这种干预措施的有效性尚未得到证实[64,65]。

症状：症状通常在手术后几天内出现，以局部伤口红斑和皮肤敏感为特征。深度感染更难以发现，可能会提早或延迟出现。

疼痛和僵硬是与深层软组织相关的最常见的症状[63,66,67,69]。

全身症状（发烧和怕冷）较少见。

诊断：

- 影像学证据：早期化脓性感染，影像学表现通常是正常的。相反，亚急性和延迟性病例的X线片可能显示骨量减少、假体部件周围透亮和假性肱骨头半脱位[68]。

- 生物学证据：在所有疑似深部感染的病例中，应考虑抽吸GO关节并进行滑膜液体分析。白细胞计数 > 50 000个/mm，中性粒细胞占75%以上，高度提示感染。深部感染患者外周血白细胞计数极少异常，而血沉（ESR）和C反应蛋白（CPR）水平经常升高[62,63,66,67]。

治疗：

- 全身方法：抗生素抑制。

- 局部方法：清创保留假体、切除关节成形术、关节融合术、临时放置抗生素间隔的直接假体交换。目前治疗方法多种多样，但是缺乏统一的治疗方案。因为我们常常是多种抗感染措施一起采用，因此使感染性肩关节置换术的治疗难以得出明确的结论。

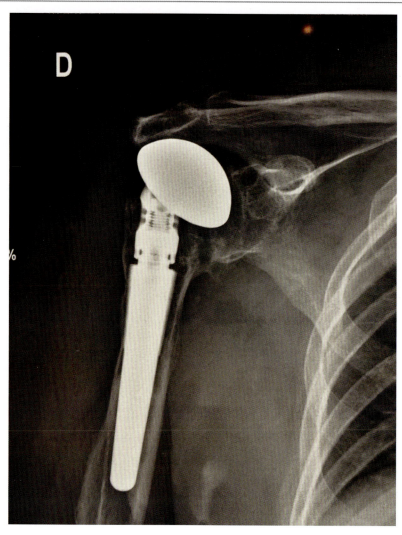

图1.53 肱骨头近端移位在HEMI治疗PHF中的应用

1.8 肱骨近端骨折的并发症

复杂肱骨骨折或骨折脱位的治疗面临一些挑战。骨折畸形愈合、缺血性坏死或骨不连等晚期并发症较多，常导致关节不协调。患者可能严重残疾，表现为剧烈疼痛、关节僵硬和重要的关节功能损害。肩关节僵硬、肱骨近端扭曲、软组织损伤、三角肌瘢痕形成以及肩袖撕裂使肩关节置换术的难度大大增加，并发症风险很高，且结果往往难以预测。

陈旧性创伤患者的总体预后，不如最初用肱骨头置换术治疗的，原发性骨关节炎或近期4部分骨折患者的预后。我们将讨论不同的手术方法在这些症状性骨折并发症中的应用。

在这些骨折并发症中，一些伴有软骨下骨塌陷的缺血性坏死病例，某些锁定性脱位和骨折脱位，骨质疏松性肱骨头碎片与肱骨外科颈不愈合，以及一些肱骨结节与肱骨关节面不协调的不愈合，可能是植入肩关节假体的指征[86-89]。

从外科角度来看，骨折并发症是可以根据其不同的自然病史、功能结果以及预后来区分的[92]。

PHF的并发症可以根据肱骨头的扦插/分离和肱骨结节的连接/断裂，尤其是肱骨大结节的连接/断裂分为中度并发症和重度并发症。正如Boileau所发现的那样，肱骨近端的关节囊外骨折中，肱骨头的脱位和大结节与骨干的分离更为常见[86]。

Boileau等还将PHF的并发症分为2类和4种类型：

第一类：

- 关节囊内嵌顿性骨折并发症：不需要进行肱骨大结节截骨术。
  - 1型：肱骨头塌陷和/或坏死（图1.54a，b）：因为"动力"（肱骨大结节和小结节）保持完整，我们只需更换支点（肱骨头）：HEMI。
  - 2型：锁定移位或骨折移位（图1.55a，b）："动力"保持完整，我们只需更改支点：HEMI。

第二类：

- 关节囊外分离型骨折并发症：如果不进行截骨术和肱骨大结节复位，则不能植入肱骨植入物
  - 3型：肱骨外科颈骨不连（图1.56a，b）：可以进行保守手术治疗：PEG骨移植（图1.61b）+切开复位固定或髓内固定（带或不带截骨术）
  - 4型：严重肱骨结节畸形愈合（图1.57）：失去"支点"和"动力"：反向全肩关节置换术。

肱骨头塌陷和/或坏死和慢性骨折脱位（第一类）通常与扦插性关节囊内骨折并发症有关，在这些情况下不需要进行肱骨大结节截骨关节成形术。

另一方面，肱骨外科颈的不愈合和肱骨结节的严重畸形愈合（第二类）与分离的关节囊外骨折并发症有关，在这些并发症中，除非进行截骨和重新将肱骨大结节复位，否则不能植入肱骨假体。

小贴士：

在合并肩袖止点附近肱骨近端解剖结构变形所致的肩袖功能不良的骨折并发症中，建议使用反向肩关节假体。

类别和类型	可能的并发症	生物力学影响	解决方案
一类1型（图1.58a，b）	肱骨头坏死或塌陷	"动力"完整→改变"支点"	HEMI
一类2型（图1.59a～c）	锁定移位或骨折移位	"动力"完整→改变"支点"	HEMI
二类3型（图1.60a，b和图1.61a，b）	肱骨外科颈不愈合或畸形愈合	可以进行保守的外科治疗	PEG骨移植+切开复位内固定或髓内固定
二类4型（图1.62a，b）	严重肱骨结节畸形愈合	"支点"和"动力"的丧失	反向肩关节假体植入

肩关节半/非限制性关节置换术（NCA）对陈旧性创伤的治疗效果，远不如对原发性股骨性关节行上述术式，或是对急性骨折行半关节置换术（HEMI）的效果。根据文献综述报道[90]，在15%~72%的病例中，预期会有满意的结果，且术后疼痛缓解率超过85%。

如果患者术后主动前屈上抬在110°左右，主动外旋在20°左右，则说明患者的活动受限，且这一并发症的发生率通常高于其他病因。

根据并发症种类的不同，其发病率也是20%~48%不等。修正率是3.5%~35%不等。以下因素可能对患者预后产生影响[93]（NCA）：

1. 初始骨折治疗的作用（与初始手术治疗相比，初始保守治疗的结果更好）。

2. 预后较好的并发症类型为创伤性关节炎后肱骨结节无任何变形，单纯性肱骨头坏死效果最好。

3. 外翻畸形患者的预后尚可且能预测。相反，内翻畸形愈合患者的预后明显差于外翻畸形愈合患者。有两个假说可以解释这种差异：一是在有内翻畸形的患者身上植入肱骨头假体在技术上更加困难，因为存在肱骨大结节或肱骨干骨折的风险。二是由于内翻畸形导致的肱骨内化，进而引起软组织、关节囊挛缩和严重的肩部僵硬。明显临床预后较差的患者中，其肩袖肌肉脂肪浸润发生率也更高。根据本研究的结果，不同的作者[91]认为伴有内翻畸形愈合和/或肩袖肌肉脂肪浸润的1型骨折并发症患者不适合使用解剖假体。在这些情况下，特别如果是是老年患者的话，可能更多使用反向肩关节置换术。

影响患者术后功能结果的最重要因素是肱骨大结节截骨术。

在不需要大结节截骨术的1型和2型术后并发症中，其Constance评分普遍较高。

而3型和4型患者需要使用肱骨大结节截骨术，其预后一般或较差，其主动前屈上抬范围常小于90°。我们普遍认为，治疗肱骨近端骨折并发症的肩关节成形术，应在不进行肱骨大结节截骨术的情况下进行。只有未行截骨术的情况下才能进行假体置换，外科医生应该接受肱骨近端扭曲的解剖结构，并使假体和他们的手术去适应这种改变后的解剖结构。

2008年Boileau等[93]比较了非限制性关节置换术（NCA）和反向肩关节置换术（RSA）治疗骨折并发症的结果：

- 在1型患者中，RSA的结果与NCA的结果相当，但前者外旋程度较低。因此，建议在这种情况下首选NCA假体，以恢复患者主动抬高和外旋水平；只有肌肉萎缩或肩袖大量撕裂的患者才建议使用反向全肩关节置换术（图1.58a，b）。

- 在2型患者中，可以选择NCA和RSA，虽然NCA可能是后位脱位的首选，但在进行NCA后可能存在前路稳定性问题的慢性前脱位中，必须优先选择RSA（图1.59a~c）。

- 在3型患者中，RSA有可能损害患者的功能。因此，对于单纯性肱骨外科颈骨不连的患者来说，无论是解剖性和反向关节置换术，都对有较大风险。最适合的手术是用PEG移植物和内固定来固定肱骨外科颈（图1.60a，b和图1.61a，b）。在肱骨外科颈骨不连合并肱骨结节骨不连、严重的肱骨头空洞或骨关节炎的情况下，应考虑其他选择，如肱骨头置换术和肱骨结节固定植骨术。

- 在4型患者中，若需行NCA，则需要行肱骨大结节截骨术，而这显然不是最好的选择。RSA提供了比NCA更好的早期结果，尽管肱骨大结节可能不愈合或畸形愈合，但其结果还是可以接受的（图1.62a，b）。

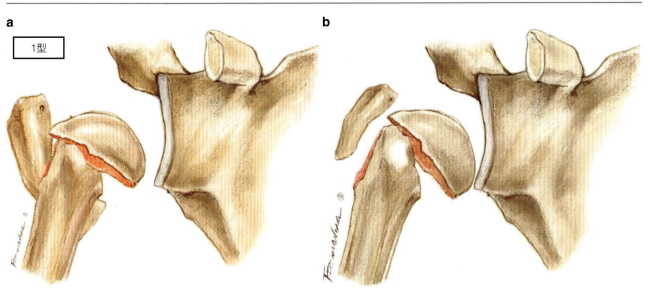

图1.54　（a，b）肱骨头塌陷或坏死

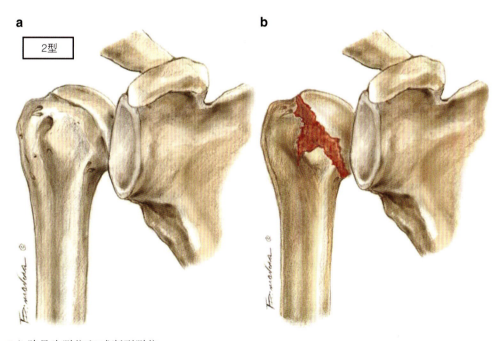

图1.55　（a，b）肱骨头脱位和/或断裂脱位

a

3型

b

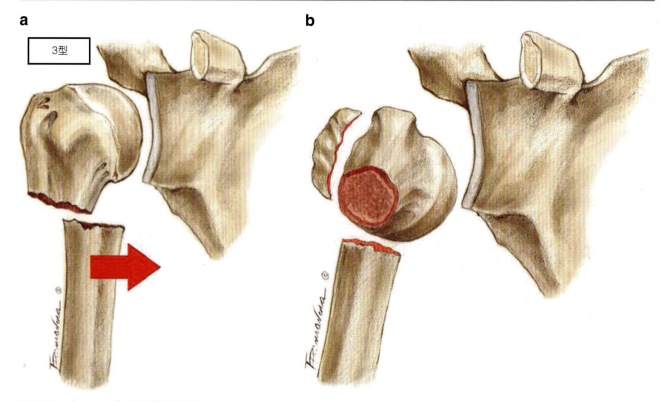

图1.56 （a，b）肱骨外科颈骨不连

4型

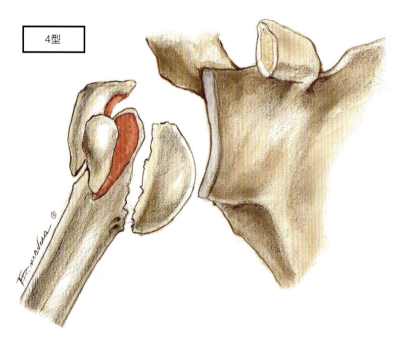

图1.57 骨折伴脱位

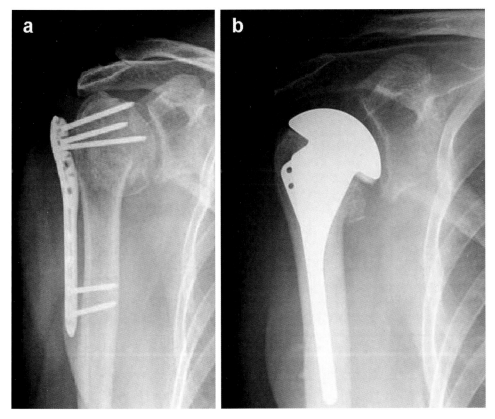

图1.58 （a）1型：骨折并发症；（b）通过半关节置换术来解决

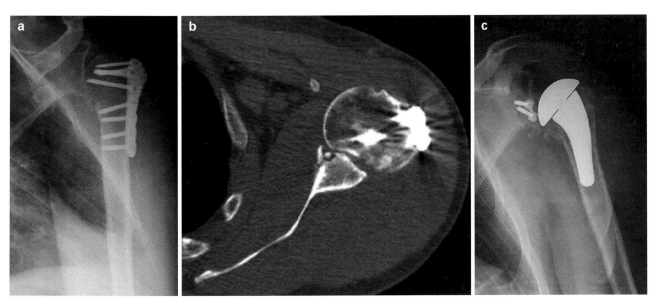

图1.59 （a）2型：骨折并发症；（b）锁定骨折脱位；（c）由于动力（肱骨结节）的完整，我们进行了HEMI以重新获得"支点"，并在肩胛盂（Latarjet）上进行植骨以恢复关节盂的功能

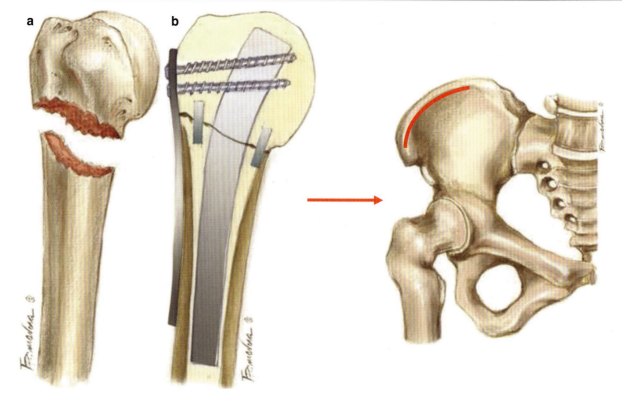

图1.60 （a）3型：肱骨外科颈骨折；（b）PEG植骨

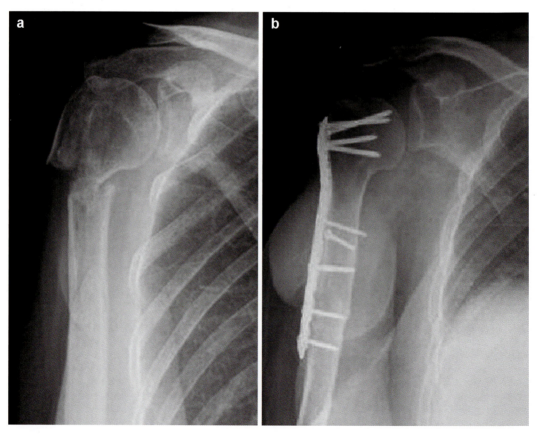

图1.61 （a）3型：外科颈骨折并发症；（b）通过切开复位内固定术进行治疗

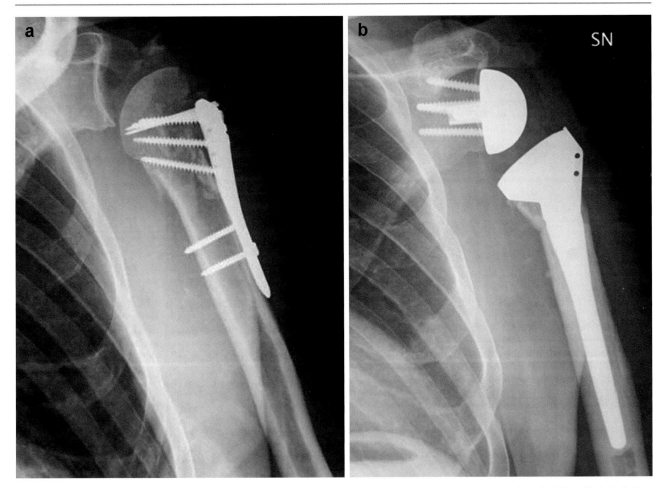

图1.62 （a）4型：骨折并发症，伴有严重的肱骨结节畸形愈合（失去"动力"）；（b）通过反向全肩关节置换术来治疗。SN：左侧

1.9 康复核心

对于PHF患者来说，手术后的康复和患者管理是一个复杂的过程，所以理疗师和手术医生应该协同合作。

PHF术后的患者最好由一个骨科医生、物理治疗师、心理治疗师和放射科专家组成的团队，从以下这些方面来进行管理。

从情绪的角度来看，患者管理也是特别微妙的，因为患者以前可能经常接受过不成功的手术和/或接受了几个月的康复。虽然鼓励患者是确保术后良好恢复和康复的第一个基本步骤，而且这也是康复团队的职责。但也应该跟每个患者详细的交代术后并发症的可能，以及康复锻炼后有可能无法完全复原。

1.9.1 信息策略

向患者解释他/她骨折的复杂性，以及保守和/或手术治疗的生物学原理，且术后并发症是不可预估的。

患者的全权配合，可以最大化地制订出对患者最有利的治疗方案。外科医生以简单直接的方法和患者交代清楚诊疗过程，通常能让患者更好地理解、配合医生的治疗，并进一步加强医患之间的信任关系。

手术医生和康复团队之间的反馈和交流，也是有利患者术后康复的关键。外科医生必须告知康复医生患者的临床病史、选择手术的原因，患者的骨和软组织质量，以及任何固定板或假体的状态。出于同样的原因，康复治疗师需要随时通知外科医生任何可能表明感染、纤维粘连或神经肌肉疾病的初步临床迹象。

1.9.2 康复策略

并发症的外科治疗方案有：切开复位内固定术（ORIF）、半关节置换术（HEMI）或反向全关节置换术。

术后康复方案应该严格按照指南中的适应证来制订。然而，要记得，骨和软组织质量变差是骨折的特征性并发症。因此，康复计划的进度必须根据患者的具体情况而定，同时考虑到需要平衡生物缺损的要求，同时防止纤维反应和粘连的形成。这就是说，康复计划的进度必须根据患者的具体情况而定，同时既要考虑到平衡生物屏障的要求，同时又要防止纤维反应和粘连的形成。

1.10 正确的信息反馈

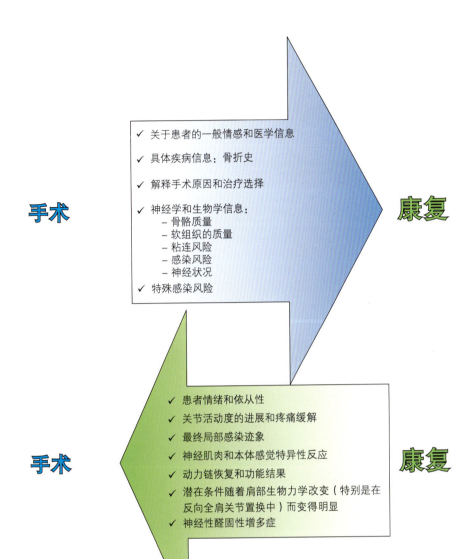

参考文献

[1] Horak J, NilssonBE (1975) Epidemiology of fracture of the upper end of the humerus. Clin Orthop Relat Res Vol 112, 250–253

[2] Stimson B (1947) A manual of fractures and dislocations, 2nd edn. Lea & Febiger, Philadelphia

[3] Court- Brown CM, Grag A, McQueen MM (2001) The epidemiology of proximal humeral fractures. Acta Orthop Scand 72:365–371

[4] Roux A, Decroocq L, El Batti S, Bonnevialle N, Moineau G, Trojani C, Boileau P, de Peretti F (2012) Epidemiology of proximal humerus fractures managed in a trauma center. J Orthop Trauma Surg Res 98:715–719

[5] Palaven M, Kannus P, Niemi S, Parkkari J (2006) Update in the epidemiology of proximal humerus fractures. Clin Orthop Relat Res 442:87–92

[6] Gardner MJ, Weil Y, Barker JU, Kelly BT, Helfet DL, Lorich DG (2007) The importance of medial support in locked plating of proximal humerus fractures. J Orthop Trauma 21:185–191

[7] Hertel R, Hempfing A, Stiehler M, Leunig M (2004) Predictors of humeral head ischemia after intracapsular fracture of proximal humerus. J Shoulder Elbow Surg 13:427–433

[8] Resh H, Beck E, Bayley I (1995) Recostruction of the valgus-impacted humeral head fracture. J Shoulder Elbow Surg 4:73–80

[9] Neer CS (1970) Dispiace proximal humerus fractures. Classification and evaluation. J Bone Joint Surg Am 52:1077–1089

[10] Codman E (1934) The shoulder: rupture of the supraspinatus tendon and other lesion in or about the subacromial bursa. Privately Printed, Boston

[11] Boileau P, Bicknell RT, Mazzoleni N, Walch G, Urien JP (2008) CT scan method accurately assesses humeral head retroversion. Clin Orthop Relat Res 466(3):661–669

[12] Hernigou P, Duparc F, Hernigou A (2002) Determining humeral controversion with computed tomography. J Bone Joint Surg Am 84(10):1753–1762

[13] Muller ME, Nazarian S, Koch P, Schatzker J (1990) The comprehensive classification of fractures of long bones. Springer, Berlin, pp 120–121

[14] Hertel R (2005) Fractures of the proximal humerus in osteoporotic bone. Osteopors Int 16(Suppl2):S65–S72

[15] Codman EA (1934) Fractures in relation to the subacromial bursa. In: Codman EA (ed) The shoulder, rupture of the supraspinatus tendon and others lesion in or about the subacromial bursa. Krieger Publishing, Malabar, pp 313–331

[16] Majed A, Macleod I, Bull AMJ, Zyto K, Resh H, Hertel R, Reilly P, Emery RJH (2011) Proximal humeral fracture classification system revisited. J Shoulder Elbow 20:1125–1132

[17] Solberg BD, Moon CN, Franco DP, Paiement GD (2009) Surgical treatment of three four part proximal humeral fractures. J Bone Joint Surg Am 91:1689–1697

[18] Solberg BD, Moon CN, Franco DP, Paiement GD (2009) Locked plating of 3 and 4-part proximal humerus fractures in older patients: the effect of initial fracture pattern on outcome. J Orthop Trauma 23:113–119

[19] Herbert Resh MD (2001) Proximal humeral fractures: current controversies. J Shoulder Elbow Surg 20:827–832

[20] Gerber C, Schneeberger AG, Vinh TS (1990) The arterial vascularization of humeral head: An anatomical study. J Bone Joint Surg Am 72(10):1486–1494

[21] Brooks CH, Revel WJ, Heatley FW (1993) Vascularity of the humeral head after proximal humeral fractures: an anatomic cadaver study. J Bone Joint Surg Br 75(1):132–136

[22] Duparc F, Muller JM, Fregér P (2001) Arterial blood supply of the proximal humeral epiphysis. Surg Radiol Anat 23(839):185–190

[23] Hettrich CM, Boraiah S, Dyke JP, Neviaser A, Helfet DL, Lorich DG (2010) Quantitative assessment of the vascularity of the proximal part of the humerus. J Bone Joint Surg Am 92(4):943–948

[24] Edwin R, Cadet MD, Christopher S, Ahmad MD (2012) Hemiarthroplasty for three- and four- part proximal humerus fractures. J Am Acad Orthop Surg 20:17–27

[25] Turpka A, Wiedemann E, Ruchholtz S et al (1997) Dislocated multiple fragment fractures of the head of the humerus. Does dislocation of the humeral head fragment signify a worse prognosis? Unfallchirurg 100:105–110

[26] Coudane H, Fays J, De la Selle H, Nicoud C, Pilot L (2000) Arteriography after complex fractures of the upper extremity of the humerus bone. A prospective study- preliminary results. J Shoulder Elbow Surg 9:548

[27] Esser RD (1994) Treatment of three and four-part fractures of the proximal humerus with a modified cloverleaf plate. J Orthop Trauma 8:15–22

[28] Jakob RP, Miniaci A, Anson PS et al (1991) Four –part valgus impacted fractures of the proximal humerus. J Bone Joint Surg Br 73:295–298

[29] Resh H, Povacz P, Frohlich R, Wambacher M (1997) Percutaneaos fixation of three- and four- part fractures of the proximal humerus. J Bone Surg Br 79:295–300

[30] Vandenbussche E, Peraldi P, Naouri JF, Rougereau G, Augereau B (1996) Four part valgus impacted fractures of the upper extremity of the humerus: ilium graft reconstruction. Apropos of 8 cases. Rev Chir Orthop Reparatrice Appar Mot 82:658–662

[31] Gerber C, Hersche O, Berberat C (1998) The clinical relevance of post-traumatic avascular necrosis of the humeral head. J Shoulder Elbow Surg 7:586–590

[32] Burkhart Stephen S, Lo Ian D (2006) Arthroscopic rotator cuff repair. J Am Acad Orthop Surg 14:333–346

[33] Hoffmeyer P (2002) The operative management of displaced fractures of the proximal humerus. J Bone Joint Surg Br 84(B):469–480

[34] Poppen NK, Walker PS (1983) Force at the glenohumeral joint in abduction. Clin Othop 135:165–170

[35] Poppen NK, Walker PS (1976) Normal and abnormal motion of the shoulder. J Bone Joint Surg Am 58-A:195–201

[36] Widnall JC, Dheerendra SK, Jacob George Malal J, Waseem M (2013) Proximal humeral fractures: a review of current concepts. Open Orthop J 7(Suppl 3: M12):361–365

[37] Kristiansen B, Christensen SW (1986) Plate fixation of Proximal humeral fractures. Acta Orthop Scand 57(4):320–323

[38] Lefevre- Colau MM, Babinet A, Fayad F et al (2007) Immediate mobilization compared with conventional immobilization for the impacted nonoperatively treated proximal humeral fractures: a randomized controlled trial. J Bone Joint Surg Am 89(12):2582–2590

[39] Deldycke J, Rommens PM, Heyvaert G, Broos PL (1993) Conservative study between the classical Desault- bandage and the new Gilchrist- bandage. Unfallchirurgie 232:145–146

[40] Hutten TT, Launonen AP, Pihlajamaki H, Kannus P, Mattila VM (2012) Trends in the surgical treatment of proximal humeral fractures- a nationwide 23-year study in Finland. MBC Muscoloskeletal Disord 13:261

[41] Ellenbecker TS (2004) Clinical examination of the shoulder. Elsevier Saunders, St. Louis. 2014

[42] Nho SJ, Brophy RH, Barker JU, Cornell CN, MacGillivray JD (2007) Management of proximal humeral fractures based on current literature. J Bone Joint Surg 89(Suppl 3):44–58

[43] Khmelnitskaya E, Lamont LE, Taylor SA, Lorich DG, Dines DM, Dines JS (2012) Evaluation and management of proximal humerus fractures. Hindawi Publ Corp Adv Othop; Art ID 861598

[44] Cadet ER, Ahmad CS (2012) Hemiathroplasty for three- and four-part proximal humerus fractures. J Am Acad Orthop Surg 20(1):17–22

[45] Olerud P, Ahrengart L, Ponzer S, Saving J, Tidermark J (2011) Hemiarthroplasty versus non operative treatment of displaced 4-part proximal humeral fractures in elderly patient: a randomized controlled trial. J Shoulder Elbow 20(7):1025–1033

[46] Sudkamp NP, Audige L, Lambert S, Hertel R, Konrad G (2011) Path analysis of factors for functional outcome in one year in 463 proximal humerus fractures. J Shoulder Elbow Surg 18(8):1207–1216

[47] Boileau P, Krishnan SG, Tinsi L, Walch G, Coste JS, Molè D (2002) Tuberosity malposition and migration : reason for poor

outcomes after hemiarthroplasty for displaced fractures of the proximal humerus. J Shoulder Elbow Surg 11(5):401–412

[48] Frankle MA, Ondrovic LE, Markee BA, Harris ML, Lee WE 3rd (2002) Stability of tuberosity reattachment in proximal humeral hemiarthroplasty. J Should Elbow Surg 11:413–420

[49] Mighell MA, Kolm GP, Collinge CA, Frankle MA (2003) Outcomes of hemiarthroplasty for fractures of the proximal humerus. J Shoulder Elbow Surg 12:569–577

[50] Kontakis GM, Damilakis J, Christoforakis J, Papadakis A, Katonis P, Prassopopulus P (2001) The bicipital groove as a landmark for orientation of the humeral prosthesis in cases of fractures. J Shoulder Elbow Surg 10:136–139

[51] Christoforakis JJ, Kontakis GM, Katonis PG, Stergiopopulus K, Hadjipavlou AG (2004) Shoulder hemiarthroplasty in the management of the humeral head fractures. Acta Orthop Belg 70:214–218

[52] Becker R, Pap G, Machner A, Neumann WH (2002) Strength and motion after hemiarthroplasty in displaced four-fragment fracture of the proximal humerus: 27 patient followed 1–6 years. Acta Orthop Scand 73:44–49

[53] Parkash U, McGurty DW, Dent JA (2002) Hemiarthroplasty for severe fractures of the proximal humerus. J Shoulder Elbow Surg 11:428–430

[54] Garrigues E, Johnston PS, Pepe MD, Tucker BS, Ramsey ML, Austin LS (2012) Hemiarthroplasty versus reverse total shoulder arthroplasty for acute proximal humerus fractures in elderly patients. Orthopaedics 35(5):703–708

[55] Boyle MJ, Youn SM, Frampton CM, Ball CM (2013) (in press) Functional outcomes of reverse shoulder arthroplasty compared with hemiartroplasty for acute proximal humeral fractures. j shoulder and elbow surg 1:32–7

[56] Kralinger F, Schwaiger R, Wambacher M, Farrel E, Menth-Chiari W, Lajtai G, Hubner C, Resch H (2004) Outcome after primary hemiartroplasty for fracture of the head of the humerus. A retrospective multicenter study of 167 patient. J Bone Joint Surg Br 86:217–219

[57] Doetsch AM, Faber J, Lynnerup N et al (2004) The effect of calcium and vitamin D3 supplementation on the healing of the proximal humerus fracture: a randomized placebo- controlled study. Calcif Tissue Int 75:183–188

[58] Healy WL, Jupiter JB, Kristiansen TK, White RR (1990) Non union of the proximal humerus: a review of 25 cases. J Orthop Trauma 4:424–431

[59] Rooney PJ, Cockshott WP (1986) Pseudoarthrosis following proximal humeral fractures: a possible mechanism. Skeletal Radiol 15:21–24

[60] Bigliani LU, Flatow EL, Cluskey M, Fisher RA (1991) Failed prosthetic replacement of displaced proximal humerus fractures. Orthop Trans 15:747–748

[61] Kontakis G, Koutras C, Tosounidis T, Giannoudis P (2008) Early management of proximal humeral fractures with hemiartroplasty: a systematic review. J Bone Joint Surg 90(11):1407–1413

[62] Mirzayan R, Itamura JM, Vangsness CT Jr, Holtom PD, Sherman R, Patzakis MJ (2000) Management of deep infection following rotator cuff repair. J Bone Joint Surg Am 82(8):1115–1121

[63] Sperling JW, Kozak TK, Hanssen AD, Cofield RH (2001) Infection after shoulder arthroplasty. Clin Orthop Relat Res 382:206–216

[64] Athwal GS, Sperling JW, Rispoli DM, Cofield RH (2007) Deep infection after rotator cuff repair. J Shoulder Elbow Surg 16(3):306–311

[65] Herrera MF, Bauer G, Reynolds F, Wilk RM, Bigliani LU, Levine WN (2002) Infection after mini-open rotator cuff repair. J Shoulder Elbow Surg 11(6):605–608

[66] Kalainov DM, Bisson LJ, Brause BD, Figgie MP, Weiland AJ (1996) Management of infected shoulder arthroplasties. Orthop Trans 20:411–412

[67] Themistocleous G, Zalavars C, Stine I, Zachos V, Itamura J (2007) Prolonged implantation of an antibiotic cement spacer for the management of shoulder sepsis in compromised patients. J Shoulder Elbow Surg 16(6):701–705

[68] Brems JJ (2002) Complication of shoulder arthroplasty: infection instability and loosening. Instr Course Lect 51:29–39

[69] Coste JS, Regis S, Trojani C, Berg M, Walch G, Boileau P (2004) The management of infection in arthroplasty of the shoulder. J Bone Joint Surg Br 86(1):65–69

[70] Kiber WB, Press J, Sciascia AD (2006) The role of the core stability in Athletic Function. Sports Med 36(3):189–198

[71] McCann PD, Wootten MF, Kadaba MP, Bigliani LU (1993) A kinematic and electromyographic study of shoulder rehabilitation exercises. Clin Orthop Related Res 288:179–188

[72] Codman EA (1934) The shoulder. Thomas Todd Company, Boston

[73] Kisner C, Colby LA (1996) Therapeutic exercises: foundations and techniques, 3rd edn. FA Davis Co, Philadelphia, pp 283–284

[74] Kibler WB (1991) Role of the scapula in the overhead throwing motion. Contemp Orthop 22(5):525–532

[75] Kibler WB (1998) Shoulder rehabilitation. Principle and practice. Med Sci Sports Exerc 30(4):S40–S50

[76] Levine WN, Marra G (2003) Fractures of the shoulder girdle. Marcel Dekker, New York, p 126

[77] Inman VT, Saunders JB, Abbott LC (1944) Observation of the function of the shoulder joint. J Bone Joint Surg 26(1):1–30

[78] Ellsworth AA, Mullaney M, Tyler TF, McHugh M, Nicholas SJ (2006) Electromyography of selected shoulder musculature during un-weighted and weighted pendulum exercises. North Am J Sports Phys Ther 1(2):73–74

[79] Faulkner JA (2003) Terminology for contractions of muscles during shortening, while isometric, and during lengthening. J Appl Physiol 95(2):455–459

[80] Faulkner JA, Larkin LM, Claffin DR, Brooks SV (2007) Age-related changes in the structure and function of skeletal muscles. Clin Exp Pharmacol Physiol 34:1091–1096

[81] Hemmings B, Smith M, Graydon J, Dyson R (2000) Effects of massage on physiological restoration, perceived recovery, and repeated sports performance. Br J Sports Med 34:109–114

[82] Crane JD, Ogborn DI, Cupido C, Melov S, Hubbard A, Bourgeois JM, Tarnopolsky MA (2012) Massage therapy attenuates inflammatory signaling after exercise-induced muscle damage. Sci Transl Med 4(119):119

[83] Moreside JM, Vera-Garcia FJ, McGill SM (2007) Trunk muscle activation patterns, lumbar compressive forces, and spine stability when using the bodyblade. Phys Ther 87(2):153–163

[84] Buteau JL, Eriksrud O, Hasson SM (2007) Rehabilitation of a glenohumeral instability utilizing the body blade. Physiother Theory Pract 23(6):333–349

[85] Tidus PM (1997) Manual massage and recovery of muscle function following exercise: a literature review. J Orthop Sports Phys Ther 25(2):107–112

[86] Boileau P, Trojani C, Walch G, Krishnan SG, Romeo A, Sinnerton R (2001) Shoulder arthroplasty for the treatment of the sequelae of fractures of the proximal humerus. J Shoulder Elbow Surg 10(4):299–308

[87] Cofield RH (1987) Shoulder replacement:prognosis related to diagnosis. Shoulder Replace 157–161

[88] Neer CS. Old trauma in genohumeral arthroplasty. Shoulder reconstruction. Philadelphia Saunders; 1990. pp 222–234

[89] Tanner MW, Cofield RH (1983) Prosthetic arthroplasty for fractures and fractures dislocations of the proximal humerus. Clin Orthop 179:116–128

[90] Mansat P (2006) Les sèquelles traumatiques ostéo-articulares de l'articulation gléno-humérale. Sauramps Mèdical, Montpellier

[91] Moineau G, Mc Celland WB, Trojano C, Rumian A, Walch G, Boileau P (2012) Prognostic factors and limitations of anatomic shoulder arthroplasty for the treatment of post-traumatic cephalic collapse or necrosis (Type 1 proximal humeral fracture sequelae). J Bone Joint Surg Am 94:2186–2194

[92] Boileau P, Walch G, Trojani C, Sinnerton R, Romeo AA, Veneau B (1999) Sequelae of fractures of the proximal humerus: surgical classification and limits of shoulder arthroplasty. In: Walch G, Boileau P (eds) Shoulder arthroplasty. Springer, Berlin/Heidelberg

[93] Boileau P., Neyton L (2008) Reverse shoulder arthroplasty in proximal humerus fracture sequelae. Constrained or noncostrained prosthesis? In: Walch BG, Molé D, Favard L, Lévigne C, Sirveaux F, Kempf JF. "Shoulder concepts 2008- proximal humeral factures and sequelae" under the direction of p. Sauramps Médical. pp 265–269

[94] Perlmutter GS (1999) Axillary nerve injury. Clin Orthop Relat Res (368):28–36

[95] Rockwood C, Masten FA III, Wirth M, Lippitt S (2008) The shoulder, 4th edn. Saunders Elsevier, Philadelphia

[96] Gardner MJ, Griffith MH, Dines JS, Briggs SM, Weiland AJ, Lorich DG (2005) The extended anterolateral acromial approach allows minimally invasive access to the proximal humerus. Clinical Orthop Relat Res (434):123–129

[97] Kim SH, Szabo RM, Marder RA (2012) Epidemiology of proximal humerus fractures in the United States: nationwide emergency department sample, 2008. Arthritis Care Res 64(3):407–414

[98] Cools AM, Dewitte V, Lanszweert F, Notebaert D, Roets A, Soetens B, Cagnie B, Witvrouw EE (2007) Rehabilitation of scapular muscle balance. Which exercises to prescribe? Am J Sports Med 35(10):1744–1751

[99] Ishigaki T, Yamanaka M, Hirokawa M, Tai K, Ezawa Y, Samukawa M, Tohyama H, Sugawara M (2014) Rehabilitation exercises to induce balanced scapular muscle activity in an anti-gravity posture. J Phys Ther Sci 26(12):1871–1874

John E. Kuhn, Rebecca N. Dickinson, Woodley Desir

目录

2.1　引言

肩关节成形术彻底改变了疼痛性肩关节退行性疾病的治疗方法。虽然肩关节置换术不像膝关节或髋关节置换术常见，但它在缓解各种关节炎性疾病的关节疼痛方面同样成功。肩痛是在初级保健和风湿病、骨科、康复和其他机构最常见的不适之一[1]。肩关节疼痛源于一系列的病理解剖实体，包括累及肩袖肌腱、囊和肩肱关节结构。大多数肩关节疾病可以通过药物治疗和康复治疗得到缓解。晚期、症状性、失能性肩关节炎的患者通常是全肩关节置换术的候选者（图2.1a，b）。

2.2　肩关节置换术史

关于人工肩关节置换术最早的文献记载要追溯到1893年，当时法国外科医生Jules-Émile Péan为因结核菌感染而受损的盂肱关节植入了一个由铂和橡胶组成的假体[2]。现代肩关节置换术的发展是从欧洲和美国的影响演变而来的。在20世纪50年代的欧洲，斯坦莫尔的皇家骨科医院，外科医生们用假肢替代肱骨近端肿瘤。该假体功能差，但长期生存良好[3]。斯坦莫尔小组后来为骨关节炎和类风湿性关节炎患者设计了一种人工肩关节置换术。这种受限假体和当时的髋关节置换部件有着相似的设计。

在美国，Charles S. Neer II博士开发了一种无约束合金（铬钴合金）假体，用于治疗复杂的肱骨近端骨折[4]。这些设备比当时的标准治疗关节置换术更有效地改善了患者的功能水平并减轻了疼痛。

在这个时代，全髋关节置换术的成功改进影响了Neer博士设计用于晚期骨关节炎关节的全肩假体（Neer II假体）。该假体由全聚乙烯关节盂部件和新设计的金属肱骨部件组成，具有不同的肱骨干长度和肱骨头尺寸。

在这段时间里，许多创新者开发了各种各样的肩部植入物。这些包括受限的植入物（肩胛盂紧紧地贴在肱骨头上）、金属支持的和带帽的肩胛盂组件，甚至是早期的反向肩关节置换术模型[5]。这些不同设计的高失效率导致了他们的放弃，并采用了Neer II无约束植入体。

肩关节置换术的下一个进展包括试图通过使植入物更具模块化来尝试复制患者的解剖结构[6,7]。这些"解剖"假体在20世纪90年代开始流行。在当前的10年里，新的植入物被设计出来用于改善关节盂固定（中心钉可以使骨向内生长），保留肱骨近端骨，并使用计算机辅助导航来更准确地定位关节盂。

2.3　非关节成形术的治疗和康复

在考虑手术之前，应为骨关节炎患者提供非手术治疗。医疗管理包括使用非甾体抗炎药（NSAIDs），这些药物可帮助缓解疼痛和炎症。一般来说，将扑热息痛或安慰剂与NSAIDs进行比较的试验表明，NSAIDs更有效[8,9]；然而，非甾体抗炎药具有更高的胃肠道和心脏风险，尤其是老年关节炎患者。

通常使用关节内注射。皮质类固醇的作用有限[10]，应该限制在每年3～4次。这些药物最好用于急性症状，但不能用于长期治疗。还发现了关节内注射透明质酸对盂肱关节关节炎患者有帮助。[10-12]。

肩关节炎的康复研究尚未深入。大多数作者推荐一个包括改善肩肱关节运动，加强肩袖，加强肩胛骨稳定肌肉（下斜方肌和前锯齿肌）的程序[13-15]。在获得更多证据之前，不能推荐任何标准方案。

关节镜清创术和关节囊松解术对肩关节炎可能有一定的益处，但支持关节镜检查的数据是低水平的证据，并且来自病例报告。尽管比关节成形术更具成本效益[16]，并发症更少[17]，但关节镜清创术的临床效果有限，因此，关节镜治疗可能不会为盂肱骨关节炎患者带来太大益处[18,19]。

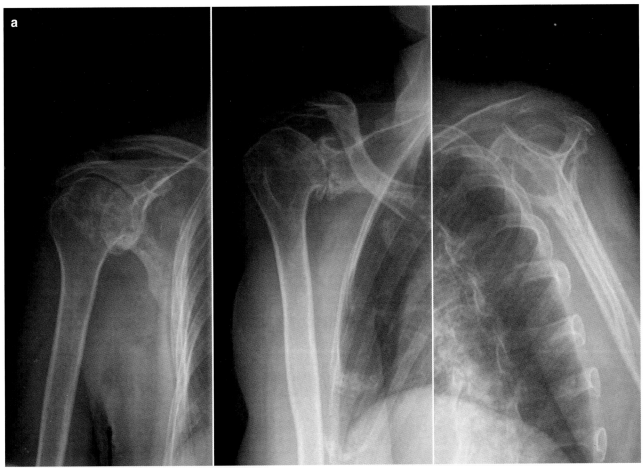

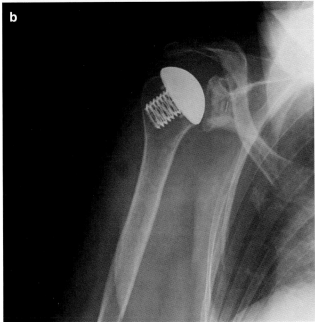

图2.1 （a）骨关节炎；（b）肩关节置换术

2.4 肩关节置换性骨关节炎的适应证

肩关节骨性关节炎非常常见，影响超过30%的60岁以上的人[20,21]（图2.2a，b）。肩关节骨性关节炎的发病率随年龄增长而增加，女性比男性更易患病[22]。这是一种非常虚弱的情况，患者认为肩关节炎的影响与其他慢性疾病如糖尿病、心力衰竭和心肌梗死相似[23]。

手术适应证基本上是根据患者症状的严重程度来决定的。禁忌证包括年龄较小、活动水平较高、患有神经肌肉疾病的患者。肩袖撕裂不可修复的患者早期肩胛骨松动发生率较高，应避免标准的全肩关节置换术，首选逆向人工关节置换术。

有些患者可能患有发育不良或双凹关节盂。这些情况使得全肩关节置换术不太成功，因为即使在严重的情况下面对关节盂偏心扩孔或植骨，也难以获得稳定的关节盂固定[24]。

2.5 类风湿性关节炎

风湿病通常会影响肩部，疾病发展以关节破坏和肩袖恶化为特征[25]。有趣的是，肩袖受累的严重程度似乎可以最能预测患者的病情[25]。

关节镜滑膜切除术，如果需要的话，可以释放囊膜，有助于缓解疼痛和恢复功能[26]。症状需要进行人工关节置换的肩袖完整的患者可以进行半髋关节置换术和全肩关节置换术。如果进行全肩关节置换术，置换术后的结果表明，其疼痛得以缓解，活动效果也更好[27]。当肩袖缺失时，逆向关节置换术对这一人群非常有帮助[28,29]。然而，类风湿关节炎患者更有可能发生骨折，并且可能发生严重的关节盂糜烂，需要植骨。

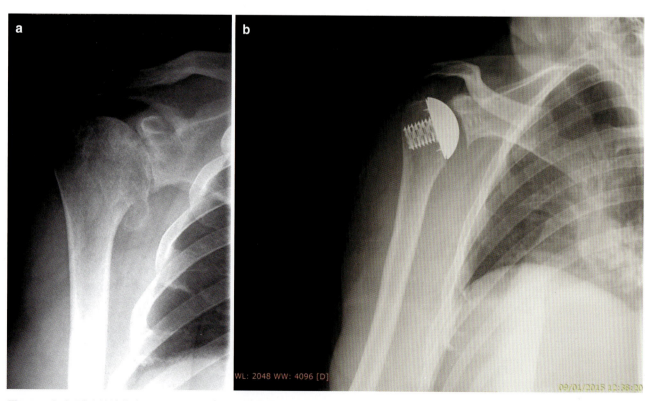

图2.2 （a）严重骨关节炎；（b）全肩关节置换术

2.6 缺血性坏死

肩关节置换术是治疗肱骨头缺血性坏死的常用方法。缺血性坏死可在创伤后发生，也可能与镰状细胞病、系统性红斑狼疮、酗酒和口服皮质类固醇有关。缺血性坏死根据疾病的严重程度进行分期，从Ⅰ期（无放射影像学改变）到Ⅴ期（肱骨头塌陷和关节盂受累）[30]。肱骨头置换术可作为治疗肱骨头缺血性坏死的一种方法，但不包括关节盂。当疾病发展到Ⅴ期，且累及关节盂时，建议采用全肩关节置换术。一般来说，65岁以上的患者、创伤后缺血性坏死、放疗后缺血性坏死以及术前活动受限的患者在关节成形术后的效果较差[31]。

2.7 创伤后关节炎

当肱骨近端骨折破坏血液供应时，会发生缺血性坏死，关节畸形的关节内骨折或关节盂或肱骨头软骨严重损伤可能会导致创伤后关节炎（图2.3a，b）。关节盂肱关节炎也被认为是由于频繁的盂肱关节脱位而发生的[32]。此外，接受不稳定手术的患者患肩肱关节骨关节炎的风险增加[33]（图2.4a，b）。

所有这些患者都可以成功地接受肩关节置换术。重要的是要认识到因不稳定而接受过开放式前路手术的患者可能会有有限的外旋，这些患者可能需要延长前囊和/或肩胛下肌腱来改善他们的活动范围。因此，术后可能需要对肩胛下肌进行额外的保护。

2.8 肩袖撕裂性关节炎

肩袖撕裂性关节炎是一种特殊的关节炎，伴随着巨大的肩袖撕裂而发展。在该患者中，肩袖无法将肱骨头保持在关节盂的中心，而三角肌会将肱骨头向上拉。随着时间的推移，关节盂和肱骨头的偏心磨损会导致关节炎[34]。由于这些患者的肩袖撕裂很大，因此不宜进行全肩关节置换术，因为上关节盂上的偏心负荷会导致早期失败。相反，建议采用半关节置换术或反向肩关节置换术[35]。

2.9 肩关节置换术的禁忌证

肩关节置换术的禁忌证包括年龄小、活动水平较高、活动性感染、神经肌肉疾病和/或夏氏关节病患者[36]。肩袖撕裂不可修复的患者早期肩胛骨松动发生率较高，应避免标准的全肩关节置换术，首选逆向人工关节置换术。

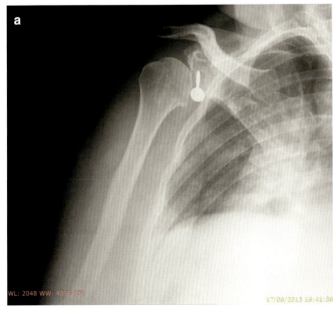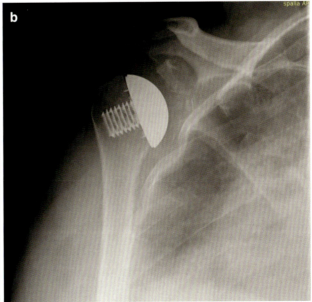

图2.3 （a）医源性关节炎；（b）关节成形术

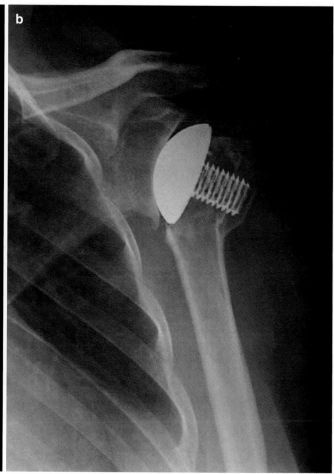

图2.4 （a）创伤后关节炎；（b）髋关节置换术

2.10　肩关节置换术的手术方法

负责在关节置换术后管理患者的治疗师必须了解手术方法和植入物设计，以保护手术过程并获得最佳效果。一般来说，有3种不同类型的肩关节假体置换术：半髋关节置换术（图2.5a，b），其中只更换部分肩关节，通常是肱骨头；解剖型全肩关节置换术（图2.6a，b），其中肱骨头和关节盂被替换为类似于患者正常解剖结构的植入物；反向肩关节置换术（图2.3），翻转肩胛关节，使球位于关节盂上，关节杯状部分置于肱骨上。

2.11　髋关节置换术和全肩置换术

三角肌入路是显露肩肱关节最常用的方法。最近，Gadea等回顾了肩胛下肌的解剖学和不同的入路[37]。在肩膀的前外侧切开皮肤切口，直接位于喙突上方并朝向三角肌插入，避开腋窝。然后打开三角肌（腋神经）和胸大肌（外侧和内侧胸膜神经）之间的神经间平面。头静脉是一个标志性结构，通常在这个区间发现。头静脉有许多分支到三角肌，通常向侧面缩回。然而，对于体型较大或肌肉发达的患者，静脉可与胸大肌一起回缩，以避免过度收缩造成的伤害。在这一点上，连体肌腱暴露。外侧缘的筋膜被释放，露出肩胛下肌腱和肌肉。

肩胛下入路

为了进入盂肱关节，必须在一定程度上侵犯肩胛下肌。肩胛下肌有很多治疗方法，但通常必须将其分离，然后再进行修复。这种修复需要术后保护，并指导大部分术后物理治疗限制（见下文），因为肩胛下功能衰竭是全肩关节置换术后的毁灭性并发症[38]。

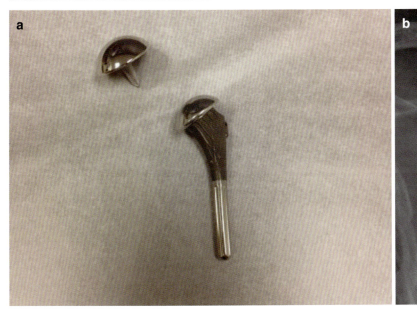
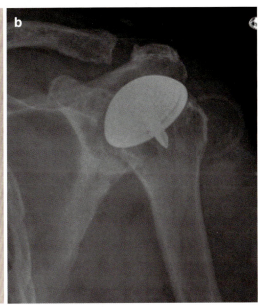

图2.5　（a）显示了两个植入物。有茎的植入物（底部）和表面重铺的植入物；（b）重建半髋关节置换术的X线片

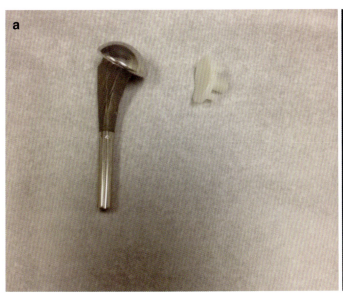
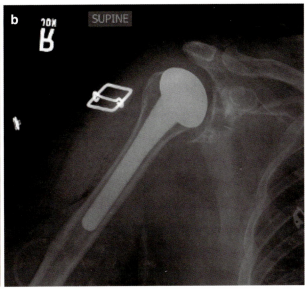

图2.6　（a）植入物；（b）植入物的X线片

肩胛下肌腱可以从小结节剥离，然后通过骨缝进行修复；可以通过肌腱切开术打开，在小结节上留下一个肌腱残端，需要进行腱-肌腱残端修复，或者可以用一块小结节（小结节截骨术）移除肌腱，这需要修复肱骨干的小结节。研究未能显示这些技术在功能评分、临床结果或肩胛下脂肪变性方面存在显著的统计学差异[39-41]（图2.7a，b）。

最近，一些作者尝试通过旋转肌间隙在肩胛下肌层上方进行手术，或在肩胛下肌层以下通过打开

下囊来进行手术，但到目前为止，由于植入物位置不佳和/或骨赘物可能被保留，结果令人失望[42-45]。

肩胛下肌被取下后，盂肱关节囊被释放。有很多方法可以释放囊膜，但是暴露关节盂可能需要明显的近周向的释放，特别是对于术前活动受限的患者。然后植入植入物。每个植入物制造商都有不同的植入物植入工具，这些工具是针对他们自己的植入物设计的。从康复的角度来看，重要的考虑因素是如何将植入物固定在骨骼上。如果植入物被固定在适当的位

置，康复计划不需要修改。如果植入物涂有材料，预计会向内生长，那么外科医生可能希望等待数周（尤其是在肩部负重方面），以使骨骼向内生长。

植入植入物后，肩胛下肌用不可吸收的坚固缝合线封闭，以防止失败（图2.8a，b）。三角肌间隔重新接近，皮肤闭合。

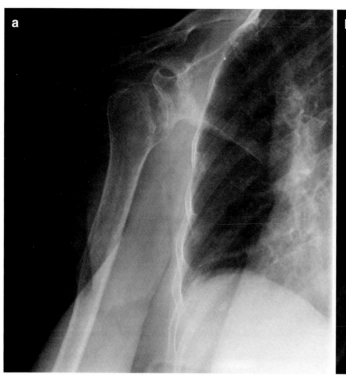
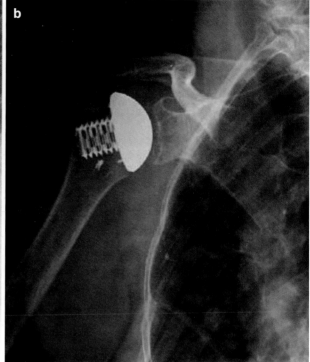

图2.7　（a）后视判断；（b）肩胛下带缝线锚的半关节置换术

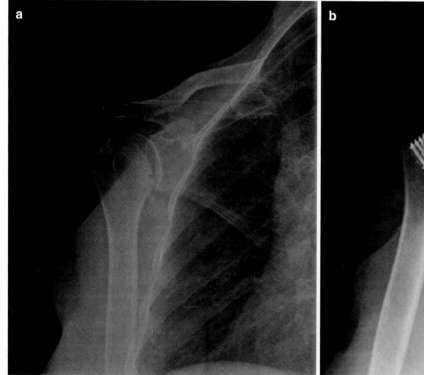
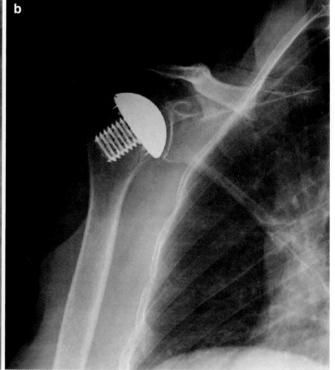

图2.8　（a）慢性锁定性后脱位；（b）半髋关节置换术

2.12　反向肩关节置换术

两种技术通常用于插入反向肩关节置换术，分别是三角肌法和高级方法（图2.9～图2.11）。

2.12.1　三角肌法

在肩袖撕裂性关节炎患者中，肩胛下肌可能撕裂或无法修复。在一些植入物设计中，无法修复肩胛下肌可能导致植入物的不稳定性，而在其他设计中，肩胛下肌的修复并不重要[46]。

2.12.2　高级方法

上颌手术方法被许多外科医生用于反向全肩关节置换术[47]。在肩袖关节病中，肱骨头可能有明显的上段脱出；这种手术利用了有缺陷的冈上肌，保留了大部分肩胛下肌，因此，可以更快地康复并提高术后稳定性[47]。

沿着朗格线做一个纵向或水平切口，中心位于肩峰前外侧边缘后方。皮瓣发育，三角肌缝被识别，三角肌在前1/3和中1/3之间分开，最远可达4 cm。将三角肌分开超过4 cm会增加腋神经损伤的可能性。在三角肌分裂过程中，前三角肌可能因过度的三角肌源性松解或腋神经损伤而受损。腋神经可在距前肩峰2～2.5 cm的范围内，一些尸体研究显示25%的肩部距腋神经不到4 cm[48,49]。

喙肩峰韧带是以肩峰上的三角肌为单层。肱二头肌肌腱（如果存在）被切断。肩胛下肌的插入是保留的，但是前囊沿着肩胛盂可以被释放以便于暴露。这项技术可以很好地暴露前、上肩胛盂和肱骨头。它通常被推荐用于肩袖撕裂性关节病患者，因为肩袖缺失，因此可视化效果极佳。虽然许多外科医生更喜欢上颌前入路，但组件位置错误（上肩胛盂倾斜和外翻茎插入）的风险更高[50]。

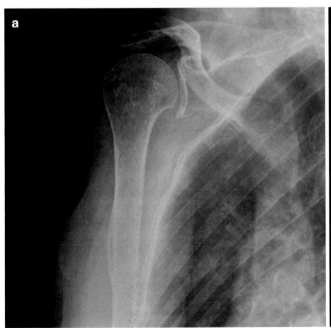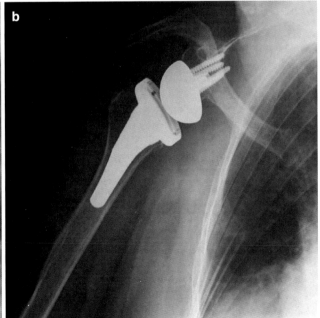

图2.9　（a）袖带关节病；（b）人工关节置换术

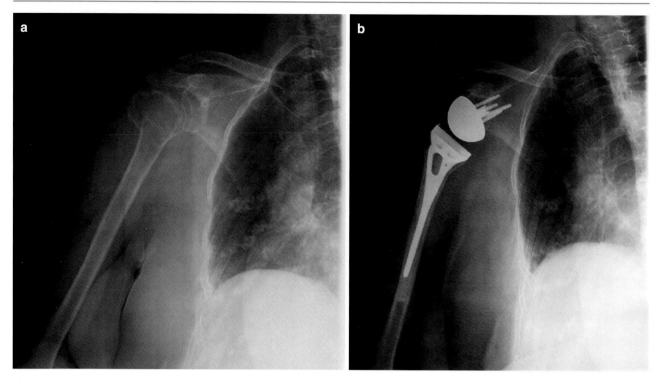

图2.10 （a）急性骨折；（b）外伤性人工关节置换术

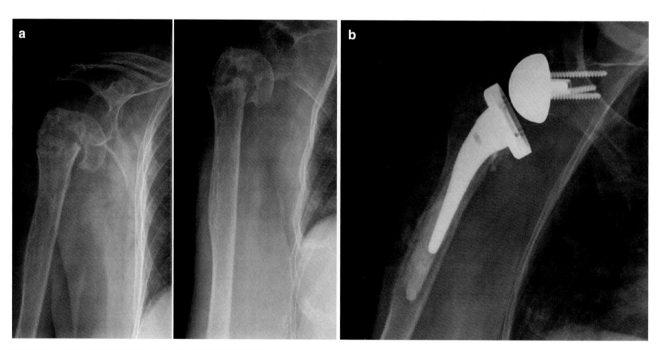

图2.11 （a）骨折后遗症；（b）人工关节置换术

2.12.3 阔肌移位

许多肩袖撕裂性关节炎患者的肩袖功能减退或丧失。这会严重限制手臂向外旋转的能力。为了改善这一点，一些外科医生将背阔肌（一种内旋肌）的肌腱转移到肱骨干上，使肌肉起到外旋的作用[51]。当然，如果这样做的话，外科医生将需要在康复的早期阶段保护转移的肌肉；应避免抵抗性外旋，也应避免肱骨内旋的极端情况。

2.13 肩关节置换术后的康复：一般性意见

物理疗法是使患者恢复运动范围的基本要素。然而，文献中关于患者最终肩部运动的报道有很多差异[52,53]。康复计划对肩关节置换术后达到最佳临床效果有重要作用。

很少有比较试验可以指导我们寻找治疗肩关节置换术患者的最佳术后方案[54,55]。Eriksson等对居住在远离医院的患者进行肩关节置换术后康复的两种方法进行比较[56]。一组在患者的家乡接受标准的有监督的物理治疗；另一组在家进行治疗，同时通过视频会议与外科医生和治疗师保持联系。有趣的是，远程医疗组比另一组具有更好的恒定分数、肩部功能评分和更少的疼痛[56]。在接受全肩关节置换术的患者人群中，Mulieri等[54]将标准监督物理治疗与医生指导的家庭项目进行了比较，限制条件明显较少。他们发现ASES或SST评分或患者满意度没有差异，但有趣的是，家庭疗法组的运动更好[54]。这些研究表明，只要患者能够在适当的指导下遵循特定的家庭计划，就可能不需要进行强化的、有监督的物理治疗。

关于肩关节置换术后患者的术后管理，有许多已发表的康复方案[54,57,58]。人们普遍认为，成功的结局取决于外科医生与治疗师之间的有效沟通。关于术后物理治疗，大多数医生提供纸制的相关术后限制的类似协议。

2.13.1 保护肩胛下肌

肩部半髋关节置换术、全肩关节置换术的标准手术以及对于许多外科医生而言，反向关节置换术的标准手术方法是前三角肌劈裂术（见上文）。为了进入关节，需要采取一些方法来破坏肩胛下肌。因此，康复工作必须保护肩胛下肌，以便愈合。

大多数医生让他们的患者术后4～6周戴肩关节固定器或吊带，并建议在6～8周内减少外旋的限制。同样，在这段时间内，肩胛下肌群处于紧张状态的背部活动受到限制，肩袖内旋肌的任何强化也受到限制。

2.13.2 避免导致不稳定的位置

在解剖型肩关节置换术中，术后方案在术后6～8周内限制绑架和外旋。

当手臂内收和伸直时，反向关节成形术有不稳定的风险。因此，许多医生在术后的前6～8周避免患者使用这种姿势。这可能需要使用吊索或外展吊索。强调扭转关节成形术患者的压力很重要，即他们不应伸手将其推出椅子。

2.13.3 活动顺序和恢复运动或工作

大多数医生建议早期活动（被动和主动辅助），尽量减少全时固定，并在进入强化阶段之前达到最大的被动活动范围。恢复运动或工作通常在手术后4～6个月。Healy等调查了美国肩关节和肘关节外科医生，以获得他们对解剖性肩关节置换术后恢复运动的建议[59]。不推荐足球、体操、曲棍球和攀岩。建议有经验的患者选择高尔夫、滑冰、射击和下坡滑雪。其他运动项目，包括越野滑雪、游泳、双打网球、独木舟和跳舞也被允许[59]。值得注意的是，外科医生在参与度方面存在很大的差异[60]，因此，外科医生应该就哪些是允许的，哪些是不允许的项目提出建议。

2.14　全肩关节置换术总体康复：作者的方案

肩关节置换术是为了减轻关节炎肩关节的疼痛，从而提高功能性活动能力。肩关节置换术后的康复应侧重于改善活动范围、增加力量、运动控制和上象限本体感觉，以尽可能恢复功能性活动和日常生活活动。

肩关节置换术后的恢复时间一般为9~12个月。在这个手术中，肩胛下肌被分离以暴露肩胛骨关节，然后在手术完成后再附着。这种再附着必须保护6周。在这段时间内，必须避免对肩胛下肌群施加压力的强化活动，如抵抗内旋或过度伸展至外旋。

在最初的48~72 h内，当麻醉、可能的神经阻滞和其他药物的作用逐渐消失时，应该戴上吊带进行保护。3天后，只要手放在身体前面，就可以将吊带取下，以便进行轻松的活动，如办公。白天，只要患者活动或处于无保护的环境中，就应根据需要戴上吊带；前6周，吊索应始终在夜间佩戴。术后6周可完全停用吊带。从第4周开始，允许关节活动范围。

2.14.1　术后（0~4周）

最初的康复目标包括疼痛控制，通过被动和主动辅助练习恢复肩肱关节的活动范围，以及轻度激活肩肱关节和肩胛胸关节的肌肉。

在术后第一次就诊时，取下敷料并进行伤口检查。患者应接受吊带穿脱和冰敷方面的教育。开始一项家庭锻炼计划，包括摆锤运动（所有运动）、腕关节和肘关节的主动活动范围练习以及关节盂肱关节的主动辅助练习，包括伸展、外展和20° 外旋，以保护肩胛下肌的修复。这些积极的辅助练习可以用手杖练习（图2.12、图2.13）或桌子后退练习（图2.14）。患者还应在吊索中开始肩胛骨的活动，包括抬高和降低（图2.15）和肩胛骨回缩（图2.16）。

在第1周时，患者可以开始次最大等长训练，包括屈曲、伸展、外展和外旋（图2.17~图2.19）。此时不进行内旋以持续保护肩胛下肌。患者也可能开始俯卧肩胛骨回缩（图2.20）。在患者耐受性允许的情况下，可增加上半身测力计和头顶滑轮的使用（图2.21）。

被动活动范围由物理治疗师在临床上进行，注意不要对手术植入物或受手术影响的软组织结构施加压力。

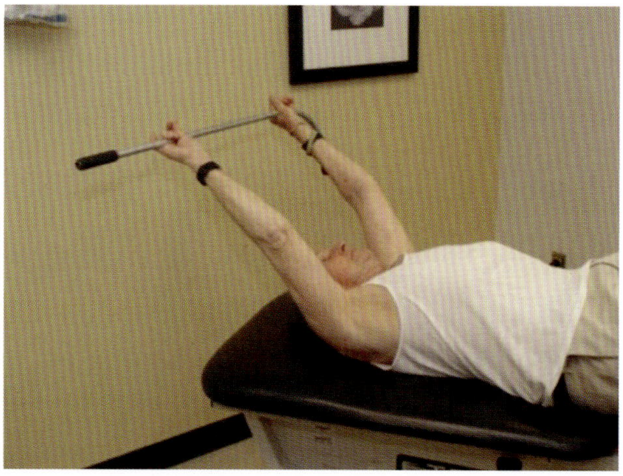

图2.12　仰卧手杖屈曲

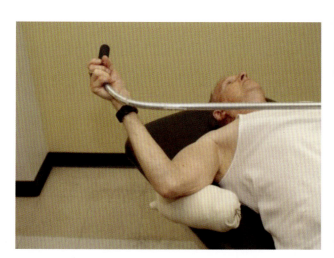

图2.13　仰卧手杖外旋毛巾卷保持肩胛平面运动

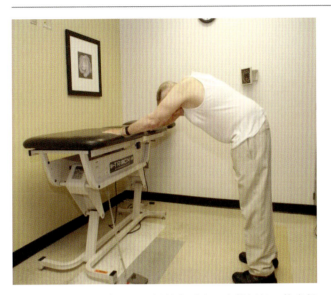

图2.14　双手放在桌子上，慢慢向后走，向前倾斜，使肩部被动屈曲到允许的程度

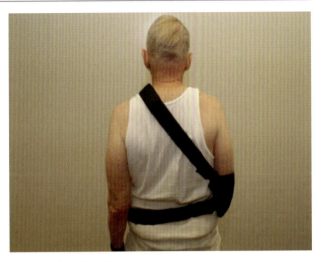

图2.16　肩胛骨回缩

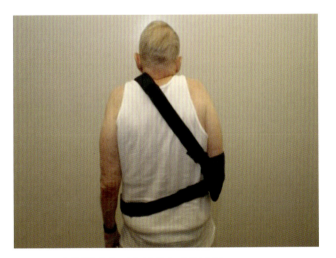

图2.15　肩胛骨升降可在吊带内或外进行

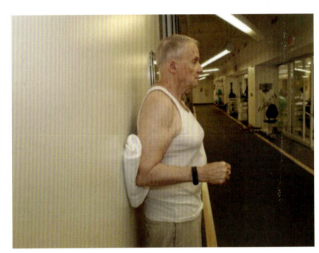

图2.17　等距肩关节屈曲

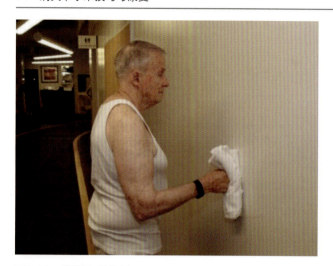

图2.18　等距肩部伸展

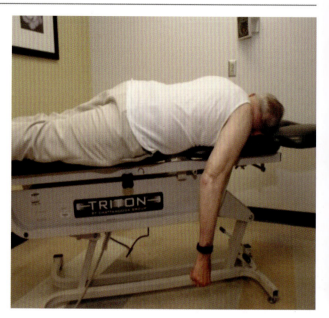

图2.20　俯卧肩胛骨回缩，手臂悬于桌子边缘

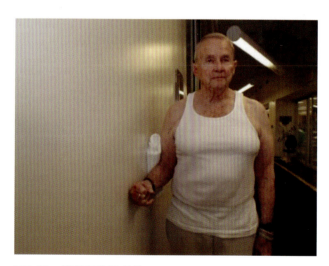

图2.19　等距肩外展/外旋

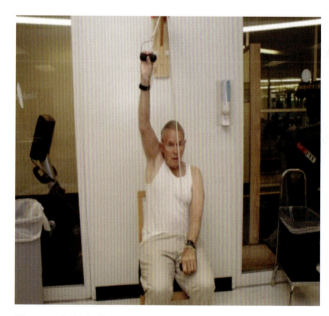

图2.21　滑轮弯曲

2.14.2 术后（4~8周）

在第4周时，患者可以开始活动的肩肱关节活动范围。建议的练习包括但不限于仰卧锯齿拳（图2.22）、俯卧、外展和伸展，重点放在中、下斜方肌的运动中（图2.23~图2.25），割草机锻炼肩胛骨稳定（图2.26、图2.27），侧卧外旋，臂下有毛巾卷（图2.28）。患者还需要开始主动屈曲和骨倾覆。从仰卧或侧卧姿势开始，重点放在良好的运动控制上，然后逐渐进入直立位置（图2.29~图2.31）。任何主动的外旋应限制在30°以内，或根据手术技术由医生指导。被动运动范围应持续到所有其他运动达到全范围。

在第6周时，患者可以继续进行所有活动范围的活动，并允许外部旋转至45°或根据修复情况进行指导。内、外旋转可以在低阻力下开始，在手臂下用毛巾卷，以消除对肩袖的扭曲作用（图2.32、图2.33）。患者还可开始俯卧撑，以加强锯缘肌（图2.34），以及通过在中立（图2.35）和90°屈曲的双臂（图2.36）进行双臂运动来进行动态稳定锻炼或通过治疗师仰卧屈曲的手动节律稳定练习（图2.37、图2.38），在速度、强度和屈曲角度方面进行。

在康复的这一阶段上，患者可以开始进行本体感觉训练。例如，可以将激光指示器连接到手臂上，要求患者执行诸如在墙上标记的两个设定位置之间移动、描画先前绘制的圆圈等任务（图2.39）。

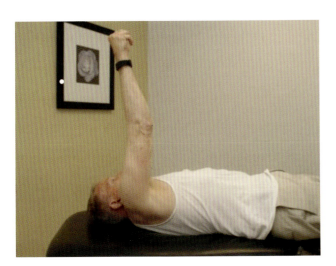

图2.22 仰卧锯齿冲床

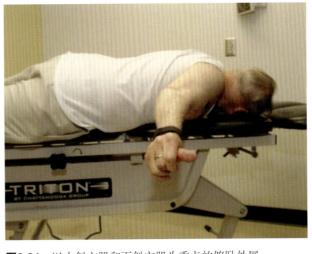

图2.24 以中斜方肌和下斜方肌为重点的俯卧外展

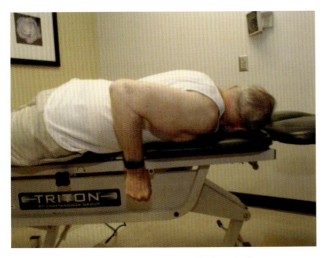

图2.23 俯卧位，重点放在良好的中斜方肌招募

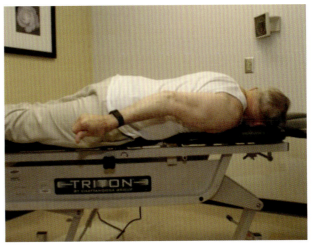

图2.25 以中斜方肌和下斜方肌为重点的俯卧伸展

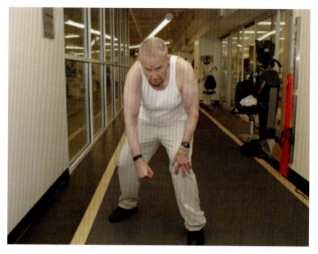

图2.26　割草机的起始位置，提示像启动割草机一样向上拉割草机

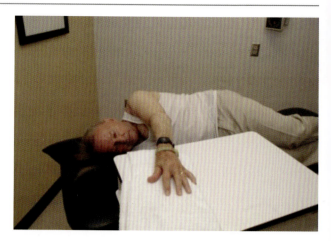

图2.29　侧卧主动辅助屈曲

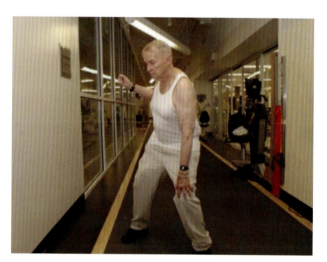

图2.27　割草机肩胛骨回缩的末端位置

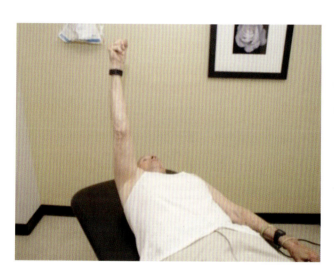

图2.30　仰卧肩关节屈曲

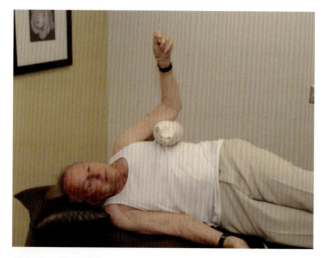

图2.28　侧卧外旋

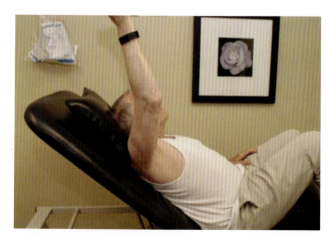

图2.31　仰卧主动式俯卧在斜坡上初始坡度为20°～30°，并逐渐向直立方向移动

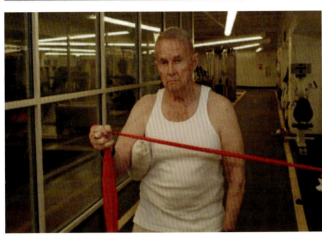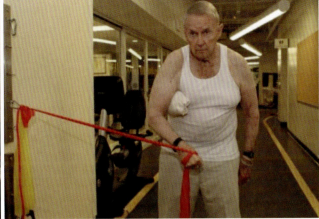

图2.32、图2.33 用毛巾卷抵抗外部旋转

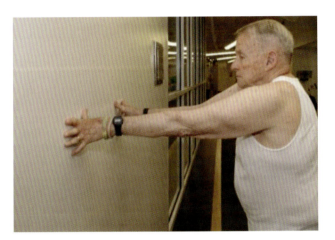

图2.34 带有锯齿肌的墙壁俯卧撑

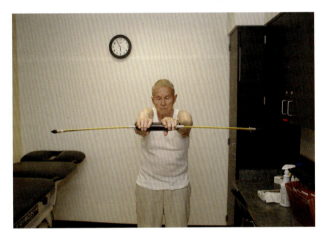

图2.36 双手90°弯曲时的刀身

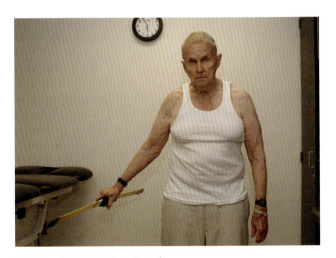

图2.35 侧面处于中立的刀身

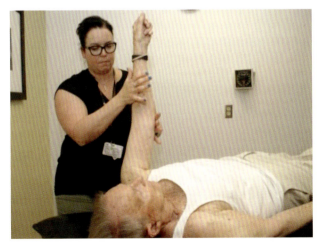

图2.37 节律稳定患者手臂保持在锯齿状，治疗师改变压力方向

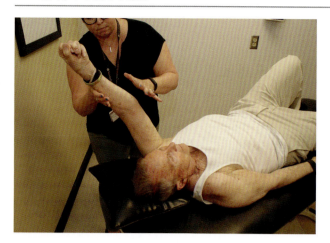

图2.38 从节律稳定到屈曲增强

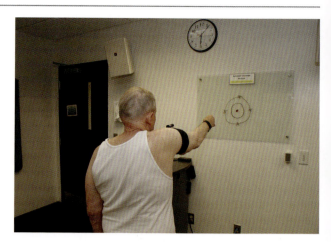

图2.39 激光笔本体感觉练习

2.14.3 术后（8～12周）

此时，应获得60°运动旋转限制的完全被动和主动运动范围。如果需要更积极的伸展或活动，只要注意术后前部结构的完整性，就可以进行。肩袖和肩胛周围肌肉组织的渐进性阻力练习和本体感觉活动继续进行，身体刀片练习向更高的仰角推进。肩胛骨控制练习在闭合链位置也应该开始（图2.40）。由于患者表现出更好的力量和运动控制能力，闭合链活动可以移动到四足（图2.42）。如果在手术中切除肩胛下肌，则可能仍然存在虚弱，因此应注意通过动态拥抱式运动恢复力量（图2.41）。练习还应反映更多的功能性运动强度，如

对角线模式（图2.43、图2.44）。刀身练习也可以进行到更高的仰角（图2.45、图2.46）。

2.14.4 术后（12周以上）

此时的重点应该是让患者回到他们的个人目标、娱乐活动和工作职责（如果适用）。此时，患者很有可能正在进行家庭护理，以便逐渐恢复体力和日常活动。体育或娱乐活动的具体练习应该是整个计划的一部分。

术后锻炼8～12周

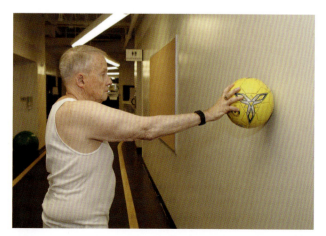

图2.40 患者可以与治疗师一起进行旋转、锯齿状按压/肩胛回缩或节律稳定

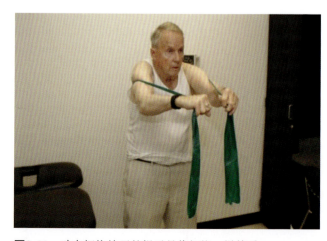

图2.41 动态拥抱练习的提示是像拥抱一样伸手

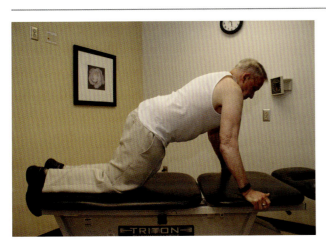

图2.42　治疗师对锯齿状肌加强或节律稳定的四足姿势

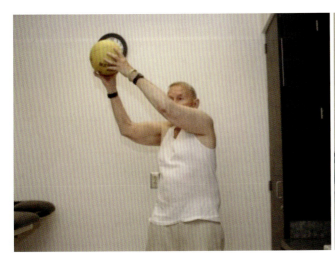
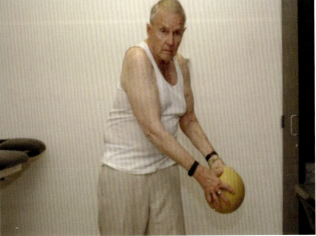

图2.43、图2.44　健身球对角线

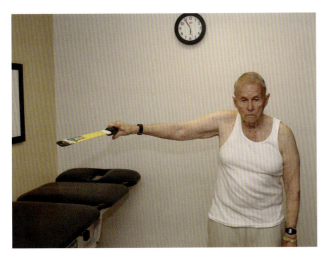
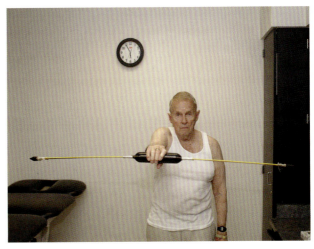

图2.45　单手外展90°时的刀身　　　　　**图2.46**　单手弯曲90°时的刀身

2.15   反向肩关节置换术康复：作者的方案

肩关节置换术最常见于具有明显非手术性肩袖损伤的疼痛性肩关节。在何时引入被动、主动辅助和主动活动范围，以及何时安全地开始进行渐进式抵抗运动方面，反向人工关节置换术的术后指导原则与肩关节置换术相似。对于反向关节成形术，可遵循先前的关节成形术指南和练习，但以下特殊注意事项除外。

由于植入物的形状和力学特性，脱位是一个值得关注的问题。术后12周应避免肩关节过度伸直，肩关节内收和内旋相结合。应避免活动，如塞上衬衫或用手术臂打扫浴室/个人卫生。在被动活动范围和运动中，如通过中性伸展的俯卧划船，也应避免。

肩部现在必须依靠三角肌来提升。在这个过程中，很可能要花更多的时间进行逐渐倾斜的肩部抬高练习。一旦活动范围可以开始，肩部抬高可以从仰卧开始，一旦轻松地完成这个姿势，桌子的倾斜度可以提高20°～30°，患者在这个水平上进行主动辅助练习，直到可以进行主动仰卧。同样，一旦这变得容易，可以再次升高斜面，以此类推，直到患者直立或站立。

由于肩袖损伤，患者极有可能会降低或没有外部旋转强度，不适合进行关节置换术指南中列出的某些锻炼。在某些情况下，可以进行背阔肌和/或足背大肌转移来帮助恢复外旋力量。如果是这种情况，需要采取特殊的预防措施来保护愈合阶段转移的肌肉组织。

2.16   并发症

肩关节置换术是关节置换术中发展最快的领域之一，随着未来几十年老年人口的迅速增长，其未来的发展前景似乎得到了保证。

与其他全关节置换术一样，全肩关节置换术可能有许多并发症[61]。文献报道并发症发生率变化很大（0～55%），并发症发生率为10%～15%[62]。对于全肩关节置换术，近几十年来报道的并发症数量已经大大减少[63]。最常见的并发症包括关节盂松动（11.5%）、继发性肩袖病变（4.6%）、肩关节不稳（3.1%）、僵硬（1.6%）、神经系统并发症（1.6%）、肱骨松动（1.5%）、术中骨折（1.4%）、感染（1.2%）和术后肱骨骨折（0.9%）[64]。

反向关节置换术的并发症与解剖性肩关节置换术相似，包括神经损伤、假体周围骨折、血肿、感染、植入物松动和脱位。肩胛骨切口和肩峰骨折的并发症是反向肩关节置换术的独特之处[65]。

参考文献

[1] Rekola KE, Keinanen-Kiukaanniemi S, Takala J (1993) Use of primary health services in sparsely populated country districts by patients with musculoskeletal symptoms: consultations with a physician. J Epidemiol Community Health 47:153–157

[2] Lugli T (1978) Artificial shoulder joint by Pean (1893): the facts of an exceptional intervention and the prosthetic method. Clin Orthop Relat Res 133:215–218

[3] Burrows HJ, Wilson JN, Scales JT (1975) Excision of tumours of humerus and femur, with restoration by internal prostheses. J Bone Joint Surg Br 57-B:148–159

[4] Neer CS (1955) Articular replacement for the humeral head. J Bone Joint Surg Am 37-A:215–228

[5] Lee DH (2009) History of shoulder arthroplasty. Chapter 1. In: Total shoulder arthroplasty. American Society for Surgery of the Hand, Rosemont, pp 1–15

[6] Boileau P, Walch G (1997) Three-dimensional geometry of the proximal humerus: implications for surgical technique and prosthetic design. J Bone Joint Surg Br 79-B:857–865

[7] Walch G, Boileau P (1999) Prosthetic adaptability: a new concept for shoulder arthroplasty. J Shoulder Elbow Surg 8(5):443–451

[8] Zhang W, Jones A, Doherty M (2004) Does paracetamol (acetaminophen) reduce the pain of osteoarthritis?: a meta-analysis of randomised controlled trials. Ann Rheum Dis 63(8):901–907

[9] Pincus T, Koch G, Lei H et al (2004) Patient Preference for Placebo, Acetaminophen (paracetamol) or Celecoxib Efficacy Studies (PACES): two randomised, double blind, placebo controlled, crossover clinical trials in patients with knee or hip osteoarthritis. Ann Rheum Dis 63(8):931–939

[10] Merolla G, Sperling JW, Porcellini G (2011) Efficacy of Hylan G-F 20 versus 6-methylprednisolone acetate in painful shoulder osteoarthritis: a retrospective controlled trial. Musculoskelet Surg 95(3):215–224

[11] Silverstein E, Leger R, Shea KP (2007) The use of intra-articular hylan G-F 20 in the treatment of symptomatic osteoarthritis of the shoulder: a preliminary study. Am J Sports Med 35(6):979–985

[12] Kwon YW, Eisenberg G, Zuckerman JD (2013) Sodium hyaluronate for the treatment of chronic shoulder pain associated with glenohumeral osteoarthritis: a multicenter, randomized, double-blind, placebo-controlled trial. J Shoulder Elbow Surg 22(5):584–594

[13] Boselli KJ, Ahmad CS, Levine WN (2010) Treatment of glenohumeral arthrosis. Am J Sports Med 38(12):2558–2572

[14] McCarty LP III, Cole BJ (2005) Nonarthroplasty treatment of glenohumeral cartilage lesions. Arthroscopy 21(9):1131–1142

[15] Maybach A, Schlegel TF (1995) Shoulder rehabilitation for the arthritic glenohumeral joint: preoperative and postoperative considerations. Semin Arthroplasty 6(4):297–304

[16] Spiegl UJ, Faucett SC, Horan MP, Warth RJ, Millett PJ (2014) The role of arthroscopy in the management of glenohumeral osteoarthritis: a Markov decision model. Arthroscopy 30(11):1392–1399

[17] Sayegh ET, Mascarenhas R, Chalmers PN, Cole BJ, Romeo AA, Verma NN (2015) Surgical treatment options for glenohumeral arthritis in young patients: a systematic review and meta-analysis. Arthroscopy 31(6):1156–1166.e8

[18] Skelley NW, Namdari S, Chamberlain AM, Keener JD, Galatz LM, Yamaguchi K (2015) Arthroscopic debridement and capsular release for the treatment of shoulder osteoarthritis. Arthroscopy 31(3):494–500

[19] Namdari S, Skelley N, Keener JD, Galatz LM, Yamaguchi K (2013) What is the role of arthroscopic debridement for glenohumeral arthritis? A critical examination of the literature. Arthroscopy 29(8):1392–1398

[20] Kerr R, Resnick D, Pineda C, Haghighi P (1985) Osteoarthritis of the glenohumeral joint: a radiologic-pathologic study. Am J Roentgenol 144(5):967–972

[21] Petersson CJ (1983) Degeneration of the gleno-humeral joint. An anatomical study. Acta Orthop Scand 54(2):277–283

[22] Cushnaghan J, Dieppe PA (1991) Study of 500 patients with limb joint osteoarthritis. I. Analysis by age, sex, and distribution of symptomatic joint sites. Ann Rheum Dis 50(1):8–13

[23] Gartsman GM, Brinker MR, Khan M, Karahan M (1998) Self-assessment of general health status in patients with five common shoulder conditions. J Shoulder Elbow Surg 7(3):228–237

[24] Denard PJ, Walch G (2013) Current concepts in the surgical management of primary glenohumeral arthritis with a biconcave glenoid. J Shoulder Elbow Surg 22(11):1589–1598

[25] van der Zwaal P, Pijls BG, Thomassen BJ, Lindenburg R, Nelissen RG, van de Sande MA (2014) The natural history of the rheumatoid shoulder: a prospective long-term follow-up study. Bone Joint J 96-B(11):1520–1524

[26] Kanbe K, Chiba J, Inoue Y, Taguchi M, Iwamatsu A (2015) Analysis of clinical factors related to the efficacy of shoulder arthroscopic synovectomy plus capsular release in patients with rheumatoid arthritis. Eur J Orthop Surg Traumatol 25(3):451–455

[27] Barlow JD, Yuan BJ, Schleck CD, Harmsen WS, Cofield RH, Sperling JW (2014) Shoulder arthroplasty for rheumatoid arthritis: 303 consecutive cases with minimum 5-year follow-up. J Shoulder Elbow Surg 23(6):791–799

[28] Holcomb JO, Herbert DJ, Mighell MA, Dunning PE, Pupello DR, Pliner MD, Frankle MA (2010) Reverse shoulder arthroplasty in patients with rheumatoid arthritis. J Shoulder Elbow Surg 19(70):1076–1084

[29] Young AA, Smith MM, Bacle G, Moraga C, Walch G (2011) Early results of reverse shoulder arthroplasty in patients with rheumatoid arthritis. J Bone Joint Surg Am 93(20):1915–1923

[30] Cruess RL (1985) Corticosteroid-induced osteonecrosis of the humeral head. Orthop Clin North Am 16:789–796

[31] Harreld KL, Marker DR, Wiesler ER, Shafiq B, Mont MA (2009) Osteonecrosis of the humeral head. J Am Acad Orthop Surg 17(6):345–355

[32] Brophy RH, Marx RG (2005) Osteoarthritis following shoulder instability. Clin Sports Med 24(1):47–56

[33] Papalia R, Osti L, Del Buono A, Denaro V, Maffulli N (2010) Glenohumeral arthropathy following stabilization for recurrent instability. Br Med Bull 96:75–92

[34] Macaulay AA, Greiwe RM, Bigliani LU (2010) Rotator cuff deficient arthritis of the glenohumeral joint. Clin Orthop Surg 2(4):196–202

[35] Ramirez MA, Ramirez J, Murthi AM (2012) Reverse total shoulder arthroplasty for irreparable rotator cuff tears and cuff tear arthropathy. Clin Sports Med 31(4):749–759

[36] Caniggia M, Fornara P, Franci M, Maniscalco P, Picinotti A (1999) Shoulder arthroplasty. Indications, contraindications and complications. Panminerva Med 41(4):341–349

[37] Gadea F, Bouju Y, Berhouet J, Bacle G, Favard L (2015) Deltopectoral approach for shoulder arthroplasty: anatomic basis. Int Orthop 39:215–225

[38] Miller BS, Joseph TA, Noonan TJ, Horan MP, Hawkins RJ (2005) Rupture of the subscapularis tendon after shoulder arthroplasty: diagnosis, treatment, and outcome. J Shoulder Elbow Surg 14(5):492–496

[39] Krishnan SG, Stewart DG, Reineck JR, Lin KC, Buzzell JE, Burkhead WZ (2009) Subscapularis repair after shoulder arthroplasty: biomechanical and clinical validation of a novel technique. J Shoulder Elbow Surg 18(2):184–192

[40] Scalise JJ, Ciccone J, Iannotti JP (2010) Clinical, radiographic, and ultrasonographic comparison of subscapularis tenotomy and lesser tuberosity osteotomy for total shoulder arthroplasty. J Bone Joint Surg Am 92(7):1627–1634

[41] Lapner PLC, Sabri E, Rakhra K, Bell K, Athwal GS (2010) Comparison of lesser tuberosity osteotomy to subscapularis peel in shoulder arthroplasty: a randomized controlled trial. J Bone Joint Surg Am 94(24):2239–2246

[42] Lafosse L, Schnaser E, Haag M, Gobezie R (2009) Primary total shoulder arthroplasty performed entirely thru the rotator interval: technique and minimum two-year outcomes. J Shoulder Elbow Surg 18(6):864–873

[43] Savoie FH 3rd, Charles R, Casselton J, O'Brien MJ, Hurt JA 3rd (2015) The subscapularis-sparing approach in humeral head replacement. J Shoulder Elbow Surg 24(4):606–612

[44] Ding DY, Mahure SA, Akuoko JA, Zuckerman JD, Kwon YW (2015) Total shoulder arthroplasty using a subscapularis-sparing approach: a radiographic analysis. J Shoulder Elbow Surg 24(6):831–837

[45] Simovitch R, Fullick R, Zuckerman JD (2013) Use of the subscapularis preserving technique in anatomic total shoulder arthroplasty. Bull Hosp Jt Dis (2013) 71 Suppl 2:94–100

[46] Routman HD (2013) The role of the subscapularis repair in reverse total shoulder arthroplasty. Bull Hosp Jt Dis (2013) 71 Suppl 2:108012

[47] Molé D, Wein F, Dézaly C, Valenti P, Sirveaux F (2011) Surgical technique: the anterosuperior approach for reverse shoulder arthroplasty. Clin Orthop Relat Res 469(9):2461–2468

[48] Loukas M, Grabska J, Tubbs RS, Apaydin N, Jordan R (2009) Mapping the axillary nerve within the deltoid muscle. Surg Radiol Anat 31(1):43–47

[49] Gurushantappa PK, Kuppasad S (2015) Anatomy of axillary nerve and its clinical importance: a cadaveric study. J Clin Diagn Res 9(3):AC13–AC17

[50] Gillespie RJ, Garrigues GE, Chang ES, Namdari S, Williams GR Jr (2015) Surgical exposure for reverse total shoulder arthroplasty: differences in approaches and outcomes. Orthop Clin North Am 46(1):49–56

[51] Puskas GJ, Catanzaro S, Gerber C (2014) Clinical outcome of reverse total shoulder arthroplasty combined with latissimus dorsi transfer for the treatment of chronic combined pseudoparesis of elevation and external rotation of the shoulder. J Shoulder Elbow Surg 23(1):49–57

[52] Sperling JW, Cofield RH, Rowland CM (1998) Neer hemi- arthroplasty and Neer total shoulder arthroplasty in patients fifty years old or less: long-term results. J Bone Joint Surg Am 80:464

[53] Torchia ME, Cofield RH, Settergren CR (1997) Total shoulder arthroplasty with the Neer prosthesis: long-term results. J Shoulder Elbow Surg 6:495

[54] Mulieri PJ, Holcomb JO, Dunning P, Pliner M, Bogle RK, Pupello D, Frankle MA (2010) Is a formal physical therapy program necessary after total shoulder arthroplasty for osteoarthritis? J Shoulder

[55] Fusaro I, Orsini S, Stignani S, Creta D, Cava FC, Benedetti MG, Società Italiana di Chirurgia della Spalla e del Gomito (2013) Proposal for SICSeG guidelines for rehabilitation after anatomical shoulder prosthesis in concentric shoulder osteoarthritis. Musculoskelet Surg 97 Suppl 1:31–37

[56] Eriksson L, Lindström B, Gard G, Lysholm J (2009) Physiotherapy at a distance: a controlled study of rehabilitation at home after a shoulder joint operation. J Telemed Telecare 15(5):215–220

[57] Friedman RJ (1994) Biomechanics of total shoulder arthroplasty. In: Friedman RJ (ed) Arthroplasty of the shoulder. Thieme, New York, pp 27–40

[58] Brems JJ (1994) Rehabilitation following shoulder arthroplasty. In: Friedman RJ (ed) Arthroplasty of the shoulder. Thieme, New York, pp 99–112

[59] Healy WL, Iorio R, Lemos MJ (2001) Athletic activity after joint replacement. Am J Sports Med 29(3):377–388

[60] Golant A, Christoforou D, Zuckerman JD, Kwon YW (2012) Return to sports after shoulder arthroplasty: a survey of surgeons' preferences. J Shoulder Elbow Surg 21(4):554–560

[61] Cox CL, Kuhn JE (2009) Complications in shoulder arthroplasty surgery. Chapter 10. In: Total shoulder arthroplasty. American Socity for Surgery of the Hand, Rosemont, pp 1–15

[62] Bohsali KI, Wirth MA, Rockwood CA Jr (2006) Complications of total shoulder arthroplasty. J Bone Joint Surg Am 88:2279–2292

[63] Chin PY, Sperling JW, Cofield RH, Schleck C (2006) Complications of total shoulder arthroplasty: are they fewer or different? J Shoulder Elbow Surg 15:19–22

[64] Boileau P, Sinnerton RJ, Chuinard C, Walch G (2006) Arthroplasty of the shoulder. J Bone Joint Surg 88B:562–575

[65] Cheung E, Willis M, Walker M, Clark R, Frankle MA (2011) Complications in reverse total shoulder arthroplasty. J Am Acad Orthop Surg 19:439–449

第3章 创伤性肩关节前下不稳

Giovanni Di Giacomo, Todd S. Ellenbeker, Elena Silvestri,
Silvia Bellachioma

目录

3.1 前言

盂肱关节不稳的诊疗，是一个复杂的流程，医生需要充分了解肩关节静态和动态稳定装置的功能和意义。此外，全面理解本书涉及的用于修复肩关节不稳解剖结构的手术方法和技巧，也至关重要。本章的目的是总结关节镜下Bankart重建和Latarjet手术术后康复理念和康复方案。

肩关节不稳康复治疗的重要概念

肩胛骨平面是上肢康复的重要概念之一。肩关节疾病治疗、功能评估，甚至运动能力，都涉及肩胛骨平面概念。Saha教授将肩胛骨平面定义为与身体额状位或冠状位呈前倾30°角[1]。肩胛盂平面形成的解剖基础是肩胛盂相对于肩胛骨体部前倾30°，这个前倾角度与肱骨头相对于肱骨骨干平均后倾30°相匹配[2,3]。

临床医生在进行肱骨头平移测试和位置训练时认识到肩胛盂和肱骨头这种内在关系的重要性（图3.1）。当盂肱关节位于肩胛骨平面，肱骨大结节与肩峰的撞击就不会发生，因为肱骨大结节和肩峰在这个方向上是对齐的[1]。肩胛骨平面除了提供最佳的骨对合关系之外，与身体冠状面相比，盂肱关节处于该平面可减少对前关节囊的张力，并通过长度–张力增强机制强化肩袖后部的活性[1,2]。将盂肱关节放在肩胛骨平面可以优化肱骨头和肩胛盂之间的对合关系，被广泛推荐为体格检查评估的最佳位置，并应用在许多康复训练中[1,4]。

与本章相关的另一个重要概念是肌肉力偶。其中，在肩关节功能中最重要的生物力学概念之一是三角肌肩袖力偶[5]。力偶，可以定义为两个对立的肌肉力量共同作用使特定的动作得以发生，这些肌肉力量可以是相互协同，或强化，或相互拮抗[5]。在手臂抬高过程中，三角肌收缩时如无相拮抗的肌肉，三角肌提供的肌力主要为向上的力量[6]。这时，肩袖肌腱需要提供一个向下压迫肱骨头的力量，减少肱骨头上移，减少肩袖与肩峰的接触或撞击[5]。

肩袖如未能保持良好的盂肱关节对合关系，会导致盂肱关节不稳定、肩袖肌腱病理和盂唇损伤[7]。三角肌肩袖力偶的不平衡主要发生在不正确、不平衡的力量训练，尤其是重复过肩运动，这样会导致三角肌过度锻炼而肩袖肌力未得到相应的提高，使得肱骨头过度上移，导致肩袖撞击。此外，前锯肌–斜方肌力偶是手臂抬起过程中的始动力量和盂肱关节重要的稳定机制。

Bagg和Forrest教授展示了斜方肌上部和前锯肌在手臂抬高0°～80°时的功能，为肩胛骨提供向上旋转力量和稳定性[8]。当上臂上举和旋转时，肩胛盂胸壁关节中心外移，使得斜方肌下部的力臂改变，在上臂上举的第二和第三阶段（上举80°～140°），斜方肌下部和前锯肌成为主要的肩胛骨稳定装置[8]。

熟悉盂肱关节和肩胛骨胸壁区域的重要肌肉力偶，通过加强和监测这些重要肌肉力偶的力量平衡，对于正确评估和制定合理的治疗策略，是非常必要的。最后，盂肱关节在休息位所处的位置，值得在本章讨论，因为它不仅在肩关节评估中很重要，在治疗应用方面，特别是盂肱关节动员和干预治疗中，亦很重要。

盂肱关节的休息位通常被认为是具有最大活动范围（ROM）和关节松弛性的位置，这是因为在这个位置，关节周围的支持结构具有最小张力或应力[9]。这个位置也被称为关节的"松散"位置。Kaltenborn和Magee教授认为盂肱关节的休息位为肱骨头在肩胛骨平面外展55°～70°之间[10,11]。

这个松散位置被认为处于肩关节活动范围内的中间位置，但直到最近才进行了实验研究。Hsu等在尸体标本上测量了盂肱关节在不同外展角度时，肱骨头最大前后位移和肩关节活动范围[9]，确定了盂肱关节的松散位置。肱骨头在肩胛骨平面外展55°～70°时，具有最大的肱骨头前后位移和肩关节活动范围，这个外展角度平均为39.33°，相当于肩关节外展范围内的45%位置。

在0°外展和90°外展位时，肱骨头前后位移和肩关节活动范围显著减少；而在39.3°外展位时，肱骨头前后位移和肩关节活动范围最大。

该研究为临床医生提供了在肩胛骨平面内，盂肱关节松散位置的客观数值，为约外展40°。这个角度对于临床医生在评估盂肱关节潜在的松弛程度是非常重要的。

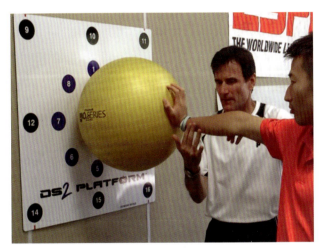

图3.1 肩胛骨平面：使用物理球，上臂与身体冠状位成30°前倾角，训练肩胛骨的稳定性

3.2 创伤性盂肱关节前下不稳

理解盂肱关节稳定机制

肩关节的解剖结构决定了肩关节是人体中活动范围最大和被束缚最少的关节。作用在肩关节上的力可以分为静态约束力和动态约束力[12]。重视肩关节在在有效活动范围内和在活动范围极限角度的稳定性均是非常重要的[13]。

• 在有效活动范围内，关节囊及周围韧带呈松弛状态，对维持关节稳定不起主要作用。这时主要由关节内负压（当无肌肉收缩时）或凹面–加压效应（当存在肌肉收缩时）起稳定作用（图3.2）[14]。

任何损害这些稳定机制的病变都会导致盂肱关节在有效活动范围内不稳定。例如，关节盂的巨大骨缺损，导致凹面–加压效应降低；肌肉

力偶不平衡，使肱头难以保持在关节窝中心；关节囊变薄导致关节体积增大，难以维持关节内负压，这些都是盂肱关节在有效活动范围内不稳定的因素。

• 而在肩关节活动范围极限角度时，比如最大的外展外旋位和最大的前屈位，盂肱关节前下关节囊紧张，成为主要的稳定结构（图3.3）。

因此，盂肱关节囊破裂，例如Bankart损伤，将导致盂肱关节在极限活动角度时不稳定。另一个影响活动范围极限角度稳定性的因素是与肩胛盂前缘嵌合的Hill–Sachs损伤。这个概念对于正确理解肩胛盂和肱骨头骨缺损对肩关节稳定性的影响非常重要。

众所周知，软组织功能不全[15,16]、肱骨头骨缺损[17-19]以及关节盂骨缺损[15,20-22]的患者，保守治疗和手术治疗的失败率均要高于那些无上述病变的患者。

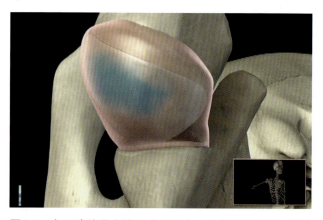

图3.2 在盂肱关节有效活动范围内，关节囊及周围韧带结构对关节稳定性无明显作用

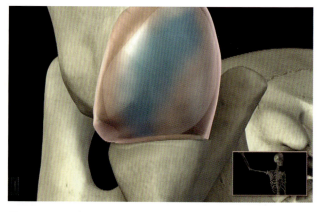

图3.3 在盂肱关节极限活动角度时，前下关节囊紧张，起稳定关节的主要作用

3.3 骨缺损

3.3.1 肩胛盂骨缺损

在肩关节前向不稳患者中，肩胛盂缘骨折或缺损的占8%~95%[21,23-30]。

158例盂肱关节前下脱位的手术病例中，有116例（73%）存在关节盂缘骨缺损，65例（41%）存在骨磨损，51例（32%）存在骨碎片[21,23]。

通过3D（最佳匹配圈）研究复发性肩关节前脱位的患者，40%及以上有骨磨损性骨缺损，50%有骨碎片型骨缺损，只有10%为完整骨[24,30]。

Burkhart和De Beer教授认为橄榄球运动员的急性肩胛盂缘骨折可能是因为受伤时肩胛盂承载了过量轴向负荷的结果（图3.4）[31]。

而较小的肩胛盂缘撕裂，可能是在低能量创伤时，轴向负荷较少而位移负荷和剪切负荷过大导致的。这同样是肩关节复发性脱位病例中，肩胛盂缘骨缺损但无骨碎片存在的损伤机制[32,33]。

虽然没有肩胛盂骨缺损的自然病史研究，但基础研究提示，骨性Bankart损伤及随后的骨吸收发生在骨缺损之前[34]。

Boileau等教授[15]认为每次肩关节脱位，都会导致肩胛盂缘撕裂（图3.5）。如果关节囊很结实，关节囊不会被显著拉伸；而如果关节囊质量差，关节囊会被显著拉长导致复发性关节松弛或脱位（图3.6）。这意味着在现实生活中，创伤性肩关节前脱位可能只导致两种类型的肩胛盂病变：肩胛盂缘骨折或撕脱和肩胛盂缘压缩骨折或磨损性骨丢失。大量的无创影像检查方法已被用于定量评估肩胛盂骨

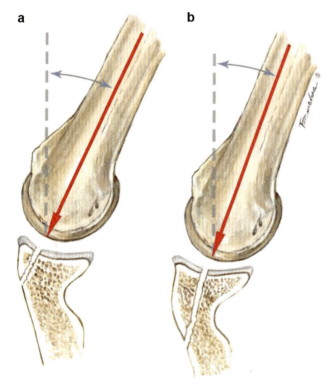

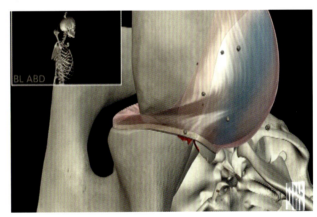

图3.5 肩关节囊较结实，导致肩关节前脱位时肩胛盂缘出现撕裂

图3.4 （a）过度的轴向应力会导致肩胛盂骨折；（b）不同角度的轴向应力导致肩胛盂骨折类型不同。a>b

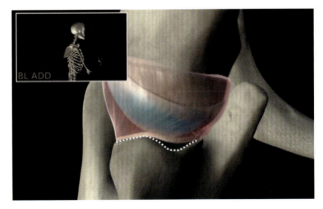

图3.6 复发性肩关节松弛或脱位导致肩胛盂缘压缩性骨折或磨损

丢失，但无论采用何种方法，确定肩胛盂缘撕脱或压缩性骨折的程度仍然是困难的，在某些情况下可能是没有意义的。测量肩胛盂关节面面积是目前广泛被认可的方法，目前用于评估各种类型的肩胛盂骨缺损[35,36]。

在Sugaya等教授[36]开展的一项研究中，使用三维重建CT评估50例复发性肩关节前脱位患者的骨性Bankart损伤：1例存在肩胛盂缘单个巨大骨块（占关节盂关节面的20%）、27例存在中等骨块（占5%~20%）和22例存在小骨块（<5%）。D'Elia等教授最近的一项研究[37]发现，80例复发性肩关节前脱位患者中，64例（80%）术前CT结果显示存在肩胛盂缘病变。

3.3.2 Hill-Sachs损伤

1861年，Flower教授把肩关节前脱位病例中，在肱骨头后部，位于肱骨大结节后方靠近关节面的凹陷称为沟[38]。

1880年Eve教授报道了1例喙突下脱位伴肱骨头后部表面形成沟的病例，这后来被称为典型缺损[39]。

1934年Hermodsson教授[40]第一次详细描述了肩关节前脱位后出现的典型缺损病例，他指出：（a）该缺损经常发生；（b）肱骨头脱位的时间越长，缺陷越大；（c）肩关节前下脱位时的缺损一般大于肩关节前脱位；（d）复发性脱位的缺陷通常更大[19,40,41]。

Calandra等教授[17]基于关节镜评估对这类缺陷进行了分类：Ⅰ度指关节表面的缺陷，但未涉及软骨下骨；Ⅱ度指病变涉及软骨下骨；Ⅲ度指病变表示软骨下骨有很大的缺损。该研究同时也提出，在初次肩关节前脱位的年轻患者中，该类缺损的发生率为47%。

这种病变的发生率也随着脱位次数的增加而增加：第一次脱位后的发生率为65%~67%，复发性脱位的发生率为84%~93%[17,42-45]。

肩关节前脱位时，肱骨头向前移位，前方的关节囊盂唇结构被拉长甚至撕裂，肱骨头向前移位更明显，导致肱骨头的后上外侧盂肩胛盂缘的前部致密骨皮质碰撞，出现肱骨头后上部的压缩性骨折。Hill和Sachs教授还描述了[8]骨压缩线，当上肢位于内旋位时，X线片上显示为一条锐利的线，这提示原本位于肱骨头表面的松质骨被压缩至内侧呈现偏致密的边界（图3.7）[19]。

区分肱骨头后部的正常解剖结构和Hill-Sachs损伤的特征是很重要的。正如Richards等教授[23]所描述的，肱骨头后部的裸区无肩袖肌腱直接附着，它是肱骨头后部的一个正常解剖结构，呈沟状，是肱骨头变平，向远心端延续至肱骨干。

盂肱关节脱位反复发作使关节前部软组织结构受损愈加严重，使得静态稳定结构（关节囊及盂唇）逐渐减弱。在这种情况下，肱骨头相对疏松的松质骨更容易与肩胛盂致密的骨皮质相撞击[24]，使得Hill-sachs损伤有特定方向、位置和大小区别（图3.8）。

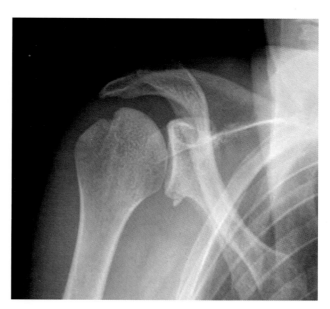

图3.7 上肢内旋时在肱骨头上显示的骨压缩线

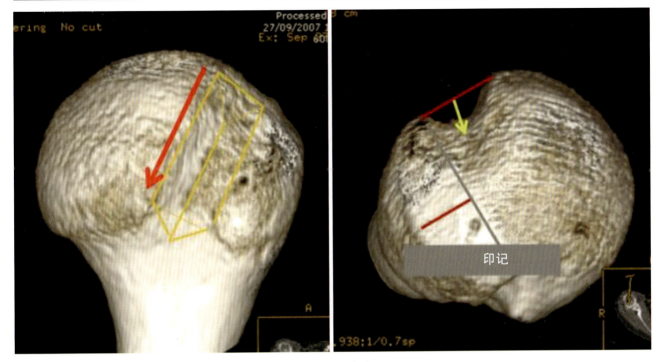

图3.8　Hill-Sachs损伤（黄色箭头）的方向、位置（红色箭头）和大小

3.3.3　Hill-Sachs损伤的方向

　　Burkhart和De Beer教授[31]将非嵌合的Hill-Sachs损伤（图3.9）定义为当肩关节处于外展外旋功能位时，Hill-Sachs损伤的长轴与肩胛盂前缘呈对角线、非平行关系。在这种情况下，盂肱关节面处于持续的接触中，Hill-Sachs损伤不会接触到肩胛盂前缘。如果存在显著的肩胛盂骨缺损或肩胛盂前方关节囊软组织结构较差，盂肱关节对合关系会出现问题，这时就必须行关节镜Bankart修复术。

　　相反，当肩关节处于外展外旋功能位时，Hill-Sachs损伤的长轴（图3.10）与肩胛盂前缘呈平行关系，Hill-Sachs损伤与肩胛盂前缘嵌合。这种病变会导致即使做了关节镜修复术，盂肱关节仍然容易反复脱位，尤其是同时存在肩胛盂骨缺损或Hill-Sachs损伤向内侧衍生超过了肩胛盂轨道的内缘时。

3.3.4　Hill-Sachs损伤的位置

　　肩胛盂轨道的概念最初是由Yamamoto等[46]在对肩关节脱位时肱骨头和肩胛盂之间的接触区域进行三维CT研究后提出的。他们发现，当手臂抬起时，接触区域从肱骨头后关节面的下内侧向上外侧移动，并将接触区域定义为肩胛盂轨道。当无明显的骨缺损且肩胛盂轨道完整时，关节稳定性好（图3.11a）。

　　当上肢处于与肩胛骨体部成60°或与躯体成90°外展角时，在肱骨上，肩胛盂轨道的内缘与肩袖足印区内缘之间的距离为18.4 ± 2.5 mm或肩胛盂宽度的84% ± 14%（图3.11 b，c）。

　　肩胛盂轨道的完整性和Hill-Sachs损伤的内缘对于评估双极损伤非常重要，这决定着采取何种手术治疗（On-Track和Off-Track损伤将在3.3.6章节详细讨论）[47,48]。

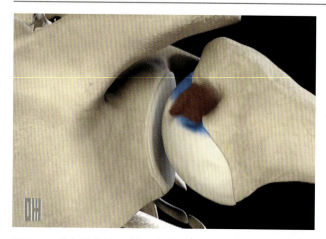

图3.9 当肩关节处于外展外旋功能位时，非嵌合的Hill–Sachs损伤的长轴与肩胛盂前缘不平行

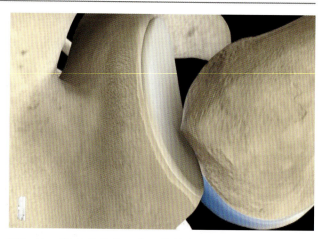

图3.10 当肩关节处于外展外旋功能位时，嵌合的Hill–Sachs损伤的长轴与肩胛盂前缘平行

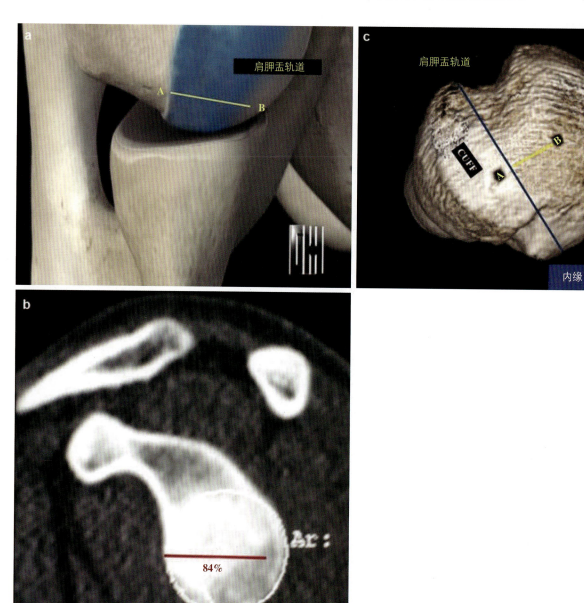

图3.11 （a）AB指肩胛盂轨道，它确保了外展时肩关节的稳定性；（b）肩胛盂轨道是肩胛盂宽度的84%±14%；（c）肩胛盂轨道AB位于肱骨头上肩袖足印区内缘的内侧

3.3.5　Hill-Sachs损伤的大小

Boileau[15]和Rowe等[18,21]都认为较大的Hill-Sachs损伤是复发性肩关节脱位的危险因素，但没有进一步对大小进行定量分析。在生物力学研究中，Kaar等的研究[49]表明，当肱骨头的损伤超过其半径的5/8时，盂肱关节的稳定性显著降低，而Sekiya等的研究[50]表明，当肱骨头的损伤超过其半径的25%时，关节稳定性降低。

Cho等[51]观察到嵌合型Hill-Sachs损伤明显比非嵌合型Hill-Sachs损伤更宽、更深，提示嵌合型Hill-Sachs病变与其大小的密切关系。

3.3.6　双极骨缺损

肩胛盂轨道的完整性和Hill-Sachs损伤的内缘对于评估双极损伤非常重要，尤其是当仅选择做Bankart手术或其他常规手术，这样会存在很大的再脱位风险（图3.12a，b）。

尽管在评估骨缺损时，嵌合型和非嵌合型Hill-Sachs损伤的定义依然非常重要，但我们也认为，需要详细阐述这些损伤如何影响肩胛盂轨道以及盂唇修复术完成后对肩胛盂轨道的影响。

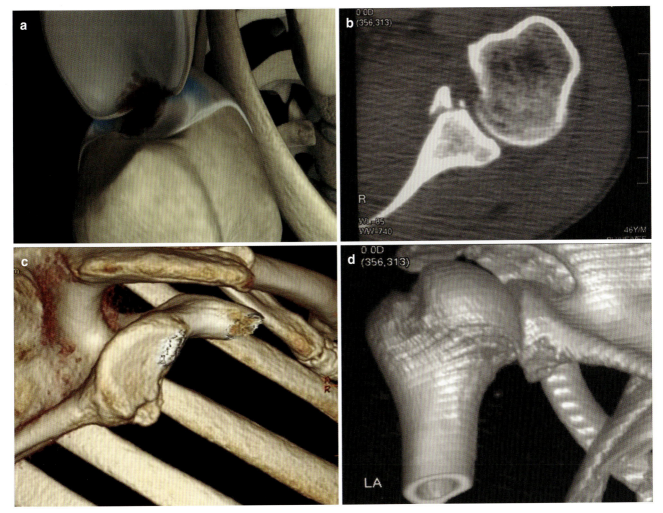

图3.12　（a）双极骨缺损；（b）双极骨缺损在轴位CT片上的表现；（c）肩胛盂骨缺损；（d）CT三维重建显示肱骨头的骨缺损（Hill-Sachs损伤）

Burkhart和De Beer关于嵌合型和非嵌合型病变的概念[31]与Itoi等教授提出的肩胛盂轨道概念[46]是相一致并互补的，均在阐述肩关节动态活动过程中双极病变的相互关系。

Warner[52]和Provencher等[53]都认为，嵌合型损伤需要Hill-Sachs损伤的参与，只要复制同样的损伤机制和给予足够的外力，所有Hill-Sachs损伤都会形成嵌合型损伤。

Kurokawa等[54]也支持这一观点，认为应使用肩胛盂轨道来评估嵌合型Hill-Sachs损伤而不是镜下动态评估。镜下动态评估通常在处理BanKart损伤之前进行，但由于关节囊韧带功能不全导致肱骨头过度前移，使得肱骨头后部容易与肩胛盂前缘接触，这可能导致对嵌合型Hill-Sachs损伤的过度诊断。这种肱骨头在水平平面运动时的前移已被实验证实[55]。Kurokawa等[54]认为，真正的嵌合型Hill-Sachs损伤应该是Bankart修复术完成后仍存在嵌合或者Hill-Sachs损伤的内缘超过了肩胛盂轨道的内缘。

在Bankart损伤修复之前，关节镜下对双极骨缺损进行动态评估，重现的关节不稳现象可能不完全可靠，不符合关节囊韧带完整的解剖学和生物力学特征。尽管从解剖学和功能角度来看，Bankart修复术后关节镜下对嵌合性的评估更为正确，但外展外旋动作可能会损伤新修复的关节囊韧带复合体，危及修复本身。

在Bankart修复手术之前开展的关节镜下评估是否为嵌合型Hill-Sachs损伤，应该被新方法代替。该新方法不涉及由于Bankart损伤导致的肱骨头过度前移，而涉及评估肩胛盂轨道，还包括肩胛盂骨缺损的大小及Hill-Sachs损伤的位置对肩胛盂轨道的影响。

肩胛盂缺损会导致肩胛盂轨道的宽度减小。在这种情况下，肩胛盂轨道的宽度被定义为肩胛盂宽度的83%减去肩胛盂骨缺损的宽度。肩胛盂宽度的83%，是无骨缺损时的肩胛盂轨道宽度[35]。这样，肩胛盂和肱骨头的骨缺损就可以互相评估。当Hill-Sachs损伤的内缘位于肩胛盂轨道内时，Hill-Sachs病变有肩胛盂关节面支撑，为On-Track；相反，当Hill-Sachs损伤的内缘位于肩胛盂轨道内缘以内时，Hill-Sachs病变缺乏肩胛盂关节面有效支撑，为Off-Track（图3.13~图3.15）。

前面阐述了Hill-Sachs损伤的方向（确定是嵌合型还是非嵌合型）和Hill-Sachs在肱骨头上的位置（确定是On-Track还是Off-Track）在恢复肩关节稳定性上的重要作用，然后还需要了解这种病变是如何发生的（是否发生后第一位脱位之后），病变的发生机制是什么，尤其是，病变如何在形态和位置上影响之后的再次脱位发作。

因此我们将关注聚焦在Hill-Sachs损伤的方向和位置，其与第一次脱位的关系，对复发性肩关节前脱位具有重要预测价值的特征，这些特征意味着需要采取手术治疗。

在这个领域发布的大多数研究报告，旨在为医生决策和患者治疗选择的指南。

以患者为中心的现代医疗服务，其中一个关键点是医生和患者共同决策，患者积极参与医疗决策过程。

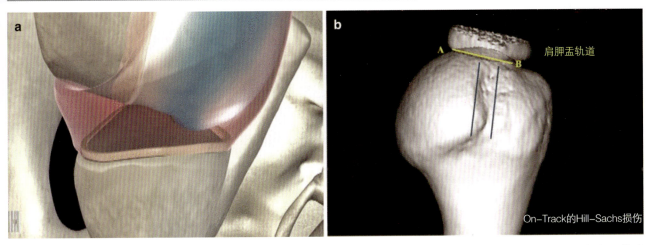

图3.13 （a）当Hill-Sachs损伤的内缘位于肩胛盂轨道内时，Hill-Sachs病变有肩胛盂关节面支撑，为On-Track；（b）三维重建CT显示On-Track的Hill-Sachs损伤

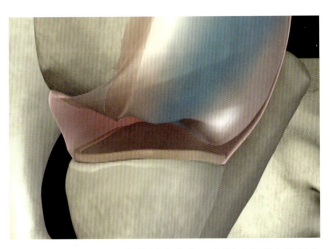

图3.14 当Hill-Sachs损伤的内缘位于肩胛盂轨道内缘以内时，Hill-Sachs病变缺乏肩胛盂关节面有效支撑，为Off-Track

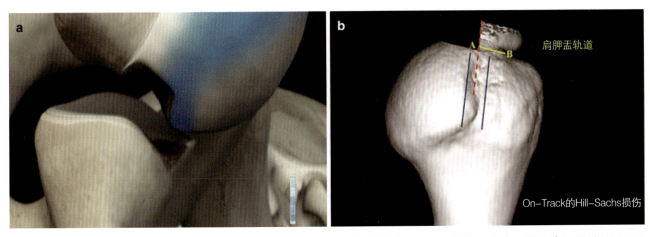

图3.15 （a）肩胛盂骨缺损减少了肩胛盂轨道的宽度，使On-Track损伤变成Off-Track损伤；（b）三维重建CT显示Off-Track的Hill-Sachs损伤。蓝线表示Hill-Sachs损伤的外缘内侧，红色虚线表示肩胛盂轨道的内缘

3.4 初次肩关节前脱位

创伤性首次肩关节前脱位并不会导致所有患者复发脱位，而实际上，越来越多的证据表明，年轻、体育活动量大的、参加对抗性体育运动的、军人及极限运动患者早期手术治疗可以取得满意的结果[56]。

然而，对于许多初次肩关节前脱位的患者，包括季节性运动员、低需求老年患者、倾向于调整运动方式的患者，以及无明显创伤史的患者，应认真考虑首选非手术治疗。

重要的是，要认识初次肩关节前脱位后复发的高危因素，因为反复发作可能会加重损伤关节囊韧带软组织稳定系统，进一步加重肩胛盂骨缺损及扩大Hill-Sachs损伤。实际上，反复脱位及半脱位会加重初次脱位的损伤。

因此，初次肩关节前脱位之后，应评估流行病学、临床特征、解剖学和病理学等因素，以及它们之间的相互联系，用于根据患者需求做出个性化治疗方案。

对复发因素的正确认识将有助于确定哪些患者在初次肩关节前脱位后会受益于保守治疗而不是手术治疗。

大家普遍认为，年轻、男性、参与接触性运动者以及有其他相关病变的患者，初次脱位后复发脱位的风险较高。

年龄小于25岁的患者复发率高达90%～95%[57-60]。

2003年的一项32例11～18岁青少年单纯创伤性肩关节前脱位的研究中，Deitch[61]发现复发率为75%，而Rowe[62]报道，10岁以下的患者复发率为100%，10～20岁患者复发率为94%，20～30岁患者复发率为79%。

越来越多的运动员在他们的职业生涯早期只专注于一项运动，并逐渐专攻于该运动。因此，这些年轻运动员的肌肉骨骼系统可能会有更高的要求，特别是那些参加涉及身体接触的高能量运动或手臂举过头顶的运动者的肩膀[63]。

在一项旨在探讨肩关节前脱位后的伴随病变的研究中心，Doo-Sup Kim等[64]发现，在受试者中，24.2%的患者有Bankart损伤，27.2%的患者有ALPSA损伤，12.1%的患者有骨性Bankart损伤，57.5%的患者有Hill-Sachs损伤，12.1%的患者有肱骨大结节骨折。

据报道，肱骨头的病损较大的患者，复发脱位的风险更高[54]，占所有初次脱位的80%[6,7,55]。

这些病变影响着复发性脱位的治疗选择，是初次脱位后再次脱位的危险因素。

肱骨头骨缺损的大小、方向、位置以及与肩胛盂骨缺损的动态关系，是否On-Tract或Off-Track，都对盂肱关节稳定性有影响[43,47]，并已被证实会随着复发脱位而加重。

为了识别高危患者，除了年龄、性别、创伤性运动、职业和关节松弛性外，我们还必须提高对初次肩关节前脱位后预后因素的认识[65]。当怀疑存在双极型骨缺损时，评估肱骨头位于关节内的部位的骨缺损时优化治疗方案的措施之一。

深入研究病变机制，准确地描述了膝、肘和踝关节的关节囊韧带病理过程，可以更好地解释和确定病灶部位及任何相关的病变。关于初次肩关节前脱位的文献报道，其损伤机制多为记录创伤史，如军事训练、踢足球时的阻截和摔倒、从摩托车上摔下等，但这些描述过于笼统和不准确。

根据Broca和Hartmann[66]的研究，肩关节脱位中发生的骨膜剥离与直接暴力创伤机制有关（比如摔倒和下落时，作用在肩关节上的外力），而肩关节脱位中发生关节囊撕裂只与肩关节外展和前屈时的非直接暴力（比如肩关节处于外展外旋位出现关节脱位，无外力作用在肩关节上）有关，后下关节囊损伤与肩关节内旋有关，前下关节囊损伤与关节外旋有关。Delorme[67]认为，创伤发生时的肱骨的旋转状态决定了过度外展性间接创伤机制引起的损伤类型。当手臂内旋时，肱骨大结节与喙突撞击，肱骨头以喙突作为支点，使得肱骨头向下方脱出关节腔造成盂肱下韧带损伤。当手臂外旋时，盂肱下韧带紧张使得肱骨大结节不与喙突接触。下盂肱韧带作为支点，撕裂发生在其肩胛盂支点处。盂肱中韧带通常只发生在当肩关节外展外旋位时肩关节突然过伸。

因为初次脱位后复发的风险主要在于Hill-Sachs损伤的位置和形态，因此有必要确定在每种肩关节体位下（ABD和ADD），损伤机制是否与特定的肱骨头骨缺损有关。如果这一点被研究清楚了，那么急性脱位的患者，详细了解其初次或复发脱位的病史，再结合CT，可以为医生提供另一种有用的预后指标[68]。

在2010—2014年期间，我们对所有首次发生的创伤性肩关节前脱位进行了多中心连续性回顾性研究。初次脱位的损伤机制根据Burkhart和De Beer[31]的分型，分为ABD型（肩关节外展90°，在0°～135°范围内外旋）和ADD型（肩关节处于内收

和前伸位）。

入选标准包括：初次肩关节前脱位，有完整的影像学图像，头盂分离重建的CT，体格检查记录确认为肩关节前脱位，患者能够充分描述损伤机制（ABD型还是ADD型）。

102例患者符合入选标准：男性89例（87.2%），女性13例（12.8%），平均年龄32岁（17～38岁）。有45例（44.1%）发生在ABD位置，57例（55.9%）因于肩膀落地摔倒。

肩关节脱位发生时，肱骨骨干CD与肩胛盂前缘AB的夹角α等同于Hill-Sachs长轴AB与肱骨干CD的夹角。所以我们测量Hill-Sachs长轴AB与肱骨干CD的夹角，就能知道当Hill-Sachs损伤发生时，盂肱关节处于何种角度（图3.16a，b）。

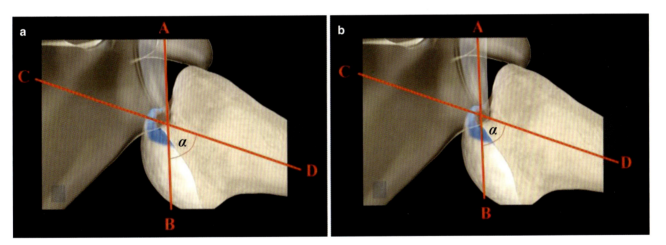

图3.16 （a，b）Hill-Sachs损伤发生时，肱骨骨干CD与肩胛盂前缘AB的夹角等同于Hill-Sachs长轴AB与肱骨干CD的夹角

我们发现，当初次肩关节前脱位发生在ADD位置时，Hill-Sachs损伤时的盂肱角度约为±16°（图3.17a），倾向于与肱骨干长轴平行。而在ADD位置，Hill-Sachs损伤时的盂肱角度与肩胛盂呈对角线关系，为非嵌合型。另一方面，当初次肩关节前脱位发生在ABD位置时，Hill-Sachs损伤时的盂肱角度约为31°（图3.17b），相对于肱骨骨干长轴更为倾斜，因此它更平行于肩胛骨前缘，为嵌合型。

在我们的病例中观察到的高百分比的On-Tract损伤，与我们只纳入了初次脱位病例有关。将我们的结果与文献报道的复发性脱位病例中Off-Track损伤发病率7%相比较，我们可以推断，脱位反复发作增加了骨缺损，减少了肩胛盂轨迹的宽度，扩大了Hill-Sachs损伤向内侧延伸[54]。

这些现象可能与这样一个事实有关，在ADD位置发生初次肩关节前脱位的病例，更容易在ABD位置发生再次脱位，从而形成更大的Hill-Sachs损伤。同时，复发脱位的次数和总病程都倾向于恶化Hill-Sachs损伤，导致肩胛盂骨缺损增加，进而促使Hill-Sachs损伤变为Off-Track损伤[54]。

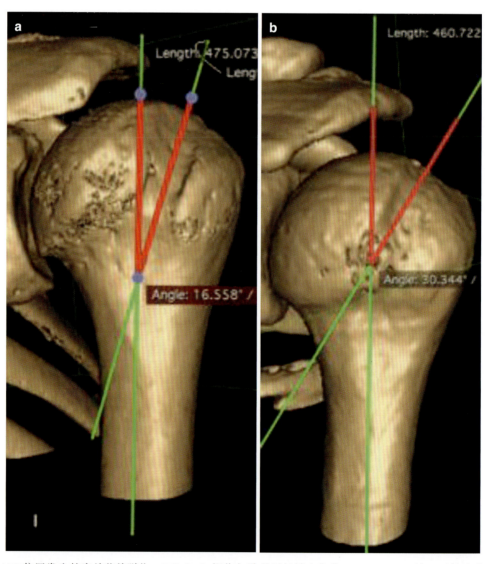

图3.17　（a）ADD位置发生的肩关节前脱位，Hill-Sachs损伤与肱骨干长轴夹角为16.1°±2.9°，处于不易嵌合的位置；（b）ABD位置发生的肩关节前脱位，Hill-Sachs损伤与肱骨干长轴夹角为32.4°±4.7°，处于易嵌合的位置

经过证实，初次肩关节前脱位的病例，在ADD位置发生的Hill-Sachs损伤与肱骨干长轴的角度为16.1°±2.9°，在ABD位置发生的Hill-Sachs损伤与肱骨干长轴的角度为32.4°±4.7°。我们能够将肩关节前脱位的过程分为4个阶段：

- 阶段1：是动态的。这完全取决于损伤机制。这个时期，肱骨头从盂肱关节旋转中心中脱出，到达肩胛盂前缘（出现Bankart损伤或骨性Bankart损伤）；肱骨头的后上部可能与肩胛盂的前下部嵌合。如果此时发生了Hill-Sachs损伤，这是起始点（图3.18）。

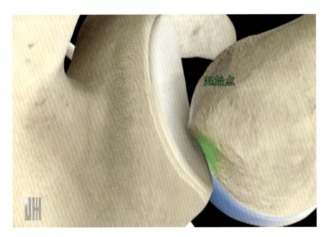

图3.18 阶段1：Hill-Sachs损伤的起始点

- 阶段2：是重新定位阶段。肱骨头脱位后，在重力的影响下，患者逐渐将手臂从脱位的位置移动到疼痛能部分减轻、靠近躯体的位置（图3.19a，b）。但具体的特点取决于脱位机制。

如果脱位发生在外展位，在重新定位阶段，Hill-Sachs损伤与肩胛盂前下缘嵌合，使得肩胛骨前倾和内旋，表现为上肢内收。肱骨头在肩胛盂前缘上的旋转像扇子一样（手扇效应）导致Hill-Sachs损伤在前后方向和上下方向扩大，手臂由外展位回到内收位，由外旋位回到内旋位。在急诊室时，患者表现为患侧手臂轻度外展位，健侧手放在患侧肘关节处支撑患侧手臂。如果脱位发生在内收位，重新定位阶段被显著限制，患者的手臂处于内收位。

- 阶段3：是相对静止的。在阶段2结束时，肩关节处于脱位状态，有两个重要的注意事项。第一个是肱骨头与肩胛盂前缘的夹角（H-S角），在ADD位置发生时为16.1°±2.9°，在ABD位置时为32.4°±4.7°，这个角度保持不变直到关节复位（临床上，由于肩胛骨的位置改变，肱骨头与肩胛盂前缘的夹角被掩盖了）。第二个是肱骨头与肩胛盂前缘压迫解除的时间，这是Hill-Sachs损伤深度的重要决定因素（图3.20）。

- 阶段4：是动态的。复位阶段（图3.21）。

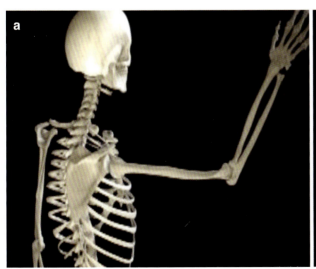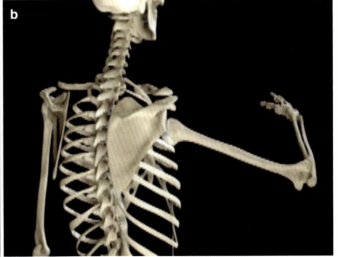

图3.19 （a，b）阶段2：重新定位阶段

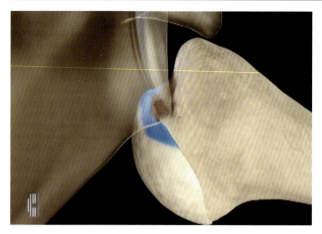

图3.20 阶段3：静止阶段，在这个阶段，Hill-Sachs损伤已经形成了

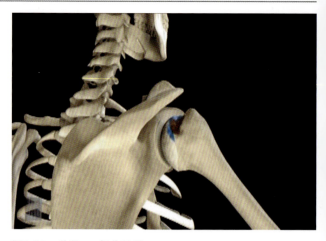

图3.21 阶段4：复位阶段

3.5 复发性外伤性前下位不稳定：治疗和康复法则

正如Burkhart报道的[31]，在首次脱位发生后获得的H-S角度与发生在ABD还是ADD位置形成的病变机制密切相关。

在FTAD期间获得的数据表明，根据病变机制，肱骨和肩胛骨会以特定角度定向形成Hill-Sachs损伤。

当在ADD位置发生脱位时，H-S角较小（16.1°±2.9°），Hill-Sachs的纵轴不平行，但在关节处于外旋和外展的功能位置时，Hill-Sachs的纵轴斜跨前关节盂。关节盂边缘不可能接合。因此，这些非咬合病变不太可能导致复发性不稳定的发生。

在ABD脱位的情况下，H-S角较大（32.4°±4.7°），Hill-Sachs病灶的纵轴相对于肱骨的纵轴更倾斜且平行于关节盂。这些病变被称为咬合病变，更有可能导致症状性肩关节半脱位或脱位。

还值得注意的是，所有Hill-Sachs损伤病灶都发生在关节盂的运动轨迹上，不仅因为它们位于关节盂的外侧轨迹上，也因为在任何情况下均未发生关节盂骨丢失足够明显地表明它可以将"轨道内"病变转变为"轨道外"的病变。

在FTASD中，与病变机制相关的运动通常但并非总是发生在外展、外旋或伸展。在这种情况下，Hill-Sachs损伤在ABD位置时平行于关节盂（咬合病变）。如果随后发作的病变机制是也在ABD位置，Hill-Sachs损伤的形态，位置和方向与肱骨骨缺损是一致的。

但是在FTASD中，手臂放在一边后，ABD位置的Hill-Sachs病变是未接合病变。由于囊状韧带损伤导致前下关节不稳定，进一步发作可能使病变方向和位置与上一个不同，形成重叠，称之为融合性Hill-Sachs病变。

这些观察结果在临床中的应用，在前下盂肱脱位时研究Hill-Sachs病变的发生机制（Hill-Sachs病变ABD机制比ADD机制更有意义），并通过CT检查确定病变的形态和结构特征。

通过正确的解释，这些信息以及其他预测因素（年龄、性别、运动、关节盂骨丢失、软组织质量、相关病变等）可更精确地决定患者采取保守治疗还是量身定制的手术干预。但需注意，随后发生的脱位可能会导致Hill-Sachs病变的扩大或融合。在某些情况下，为了防止Hill-Sachs病变从"轨道内"病变转变为"轨道外"的病变，可以考虑进行手术治疗。

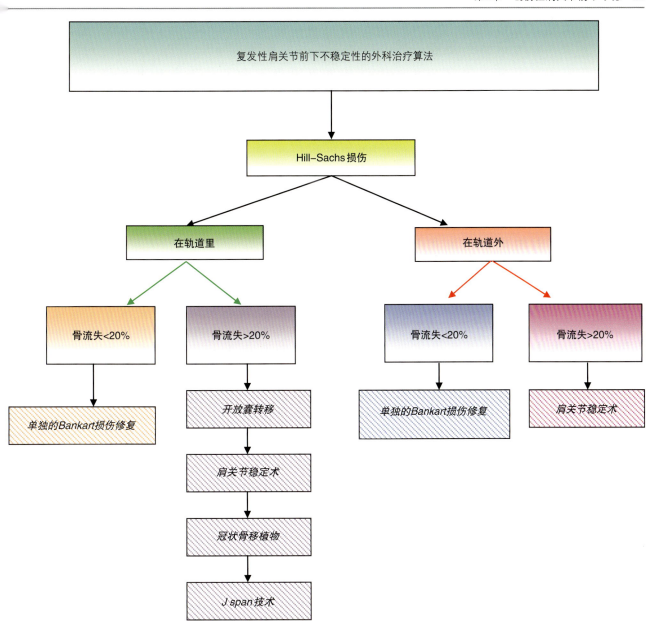

复发性肩关节前下不稳定性的外科治疗算法

Hill-Sachs损伤

在轨道里

在轨道外

骨流失<20%

骨流失>20%

骨流失<20%

骨流失>20%

单独的Bankart损伤修复

开放囊转移

单独的Bankart损伤修复

肩关节稳定术

肩关节稳定术

冠状骨移植物

J span技术

小贴士：

- 国际上"最前沿"文献报道关节盂骨丢失的大约在20%/21%，即使在最近的报告中似乎降低至约13%/14%。
- 当然，在相同的解剖病理条件下，不同的手术技术可能获得极好的临床效果。进一步的研究将重点注意改进适应证、患者选择、手术时机、手术技巧和生物问题。

手术治疗法则

- Hill-Sachs病变为"轨道内"病变，关节盂骨丢失范围在0%～20%；采取关节镜Bankart修复治疗。
- Hill-Sachs病变为"轨道内"病变，关节盂骨丢失超过20%；国际上有不同的治疗方法。公认：开放性关节囊移位、Latarjet、髂骨移植和J span技术。
- Hill-Sachs病变为"轨道外"的病变，关节盂骨丢失范围小于20%；单独行Bankart修复和肌腱填充（冈下肌填充肱骨头缺损避免了Hill-Sachs损伤影响前关节盂）。

随着对复发性不稳定性肩关节脱位中Hill-Sachs损伤发生认识的不断深入，强调在通过关节镜修复Bankart损伤（修复前关节盂盂唇撕裂和关节囊）的同时，需要进一步的解决肱骨头的骨缺损。在2008年，Wolf及其同事[69]描述了通过关节镜下行冈下肌腱固定术和后囊固定术来修复Hill-Sachs损伤的方法，称为"肌腱填塞"（图3.22）。

这项技术作为一种关节镜技术来处理巨大的Hill-Sachs损伤获得了广泛的应用，而且许多临床研究发现这种方法是成功的[69-76]。

采用冈下肌和关节囊的肌腱填充术能够提供稳定的机械阻隔，包绕着关节盂轨道的关节盂边缘，限制了肱骨头的横向平移。但是，这种限制也可能导致限制ROM的运动。

- Hill-Sachs病变处于"轨道外"状态，关节盂骨丢失范围超过20%；处理方法是Latarjet（图3.23）。Latarjet具有三重作用，原因是：
1. 喙突移植的骨支持物扩大倒置的梨形关节盂平台。
2. 吊带效果，因为普通肌腱和肩胛下肌下半部分在ABER位置稳定前下颌的部分盂肱关节。

3. 固定后，关节囊可以用附着在移植物上的喙肩韧带修复。

3.5.1　关节镜Bankart损伤的修复

外伤性脱位的基本病理解剖学病变是前下盂肱韧带复合体（Bankart病变）的盂唇撕裂。这个病变通常由于反复脱位造成进一步损伤。

解剖重建使用缝合锚钉重建前唇。

如果成功的话，通过Bankart修复术被证明可以充分地恢复稳定性。但是，有一些复发的情况。

以下描述了关节镜Bankart损伤的修复的一些特点：

针对小的损伤大约需要15天的时间才能治愈，但针对大的损伤需要6周以上的时间才能恢复。

为了恢复肩关节的稳定性，同时避免这种情况的发生，开展了关节镜肩关节稳定术与传统开放技术相比具有以下优势：

- 较小的切口（关节镜入路）（图3.24）。
- 减少肌肉分离（避免医源性的肩胛下肌损伤是这项技术的主要优点之一）。

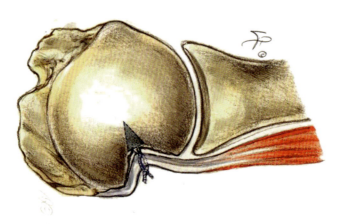

图3.22　肌腱填塞术

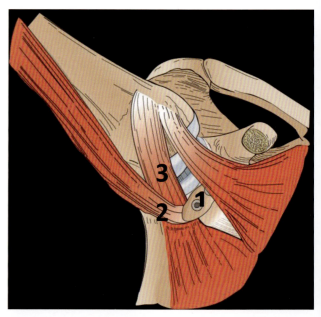

图3.23　Latarjet技术的三重作用。1. 喙突；2. 肌腱；3. 肩胛下肌和关节囊

- 整个关节的可视化（可以清晰地进行病变的每一步外科处理）。
- 术后疼痛少。

　　这项手术的重点是从南到北修复软组织病变（Bankart病变）到关节盂（腱骨愈合）（图3.25）。

　　目标是缝合锚钉必须承担在腱骨愈合之前康复所需要的力学支撑（图3.26）。

　　术后康复必须考虑以下因素：

1. 手术的生物特异性治愈率：皮肤切口（关节镜入路）；在这种情况下软组织（Bankart病变）到关节盂边缘的愈合过程是至关重要的（图3.27）。同样的是用冈下肌肌腱填塞术治疗Hill–Sachs（图3.22）。
2. 神经肌肉和本体感受性恢复：患处必须渐进且与生物学愈合的时间框相符合，但患处所涉及的肩部外部运动可以稍快。
3. 返回工作和/或体育活动。

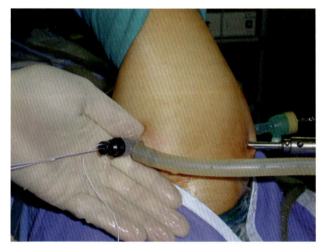

图3.24　关节镜入路

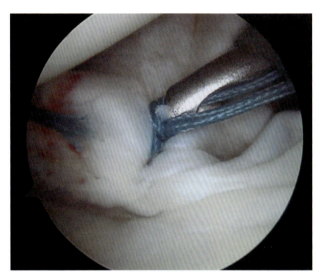

图3.26　将韧带固定到骨组织上

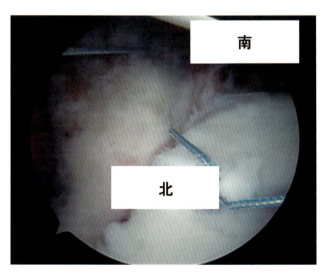

南

北

图3.25　关节囊上韧带复合体从南到北

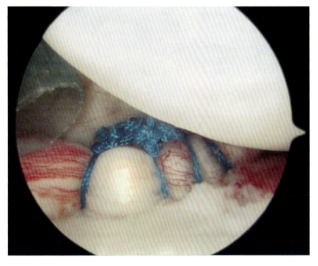

图3.27　Bankart损伤修复后的情况

3.5.2 通过关节镜Bankart损伤修复评估肩关节

虽然这超出了本章在肩关节康复步骤的范围，但是讨论术后客观评估这一点非常重要的。

评估患者的静态姿势提供肩胛骨功能的重要信息，也是术后初步评估的最主要部分。研究表明优势肩膀通常低于非优势肩膀，不仅在正常人群，在过头运动的运动员中同样如此[77]。了解这种典型的关系对于临床医生来说很重要，因为当患者优势性肩部手术后固定高于非优势肩膀会导致斜方肌上部肌肉紧张性增加，可能需要康复干预措施以解决这个问题。另外，在休息时患者手臂放在侧面并从后观察肩关节和肩胛骨区域，可以看到肌肉的结构和肩胛骨周围区域的大体情况。在过头运动运动员的肩胛骨冈下窝可以看到明显的凹陷[78,79]，并且在脱位和慢性不稳定后尤其明显，提示肩袖肌无力，康复重点应放在肩袖上。肩胛骨处的脊椎突出伴有冈下窝凹陷是冈下肌萎缩的重要特征[78,79]。如果患者可以将双手放在臀部位置（轻轻地将手放在拇指指向后方的臀部），这种凹陷会更加明显（如果该区域存在凹陷）（图3.28）。严重萎缩的患者可能有肩胛上神经受累[78,79]。肩胛上切迹和盂肱切迹可以发生肩胛上神经撞击并形成唇旁囊肿，在上盂唇病变的患者中常见[80]。特别注意的是视觉的这一部分在评估过程中的应特别注意视觉的直接观察。

此外，肩胛骨在休息和双手放于髋关节的姿势时出现肩胛骨边界的突起常常提示肩胛骨的功能紊乱[81]，提示临床医生需要在康复早期关注肩胛骨的稳定。这种视觉观察技术包括一个静态的肩胛骨评估，提示需要在康复计划的早期及时进行肩胛骨的锻炼。McMahon等[82]指出盂肱关节不稳的患者与正常人相比，前锯肌肌肉活动减少。肩胛骨功能紊乱与肩关节不稳之间的关系已经有许多的临床研究报道[83]。

动态肩胛骨评估也很重要，但术后由于患者无法进行大范围的运动，立即评估通常是不可能的。Kibler等[83]提供了临床3种不同类型或模式的肩胛骨功能障碍有用分类。表3.1列出了这3种类型的分类。患者在术后即刻常出现Ⅲ型上肩胛骨功能障碍，主要原因是力偶不平衡以及尝试抬高手臂出现的"耸肩"（图3.29）。另外，增加内侧（内部）旋转也容易出现不稳定[83]（图3.30）。

尽管在最初的关节镜Bankart修复术后评估中执行大弧度的主动抬高能力受到限制，但在随后的康复过程中，需要重新检查评估整个肩胛骨以及动态评估肩胸运动和进一步使用Kibler系统进行分类。

除了肩胛骨评估外，仔细评估运动范围可以观察关节囊的状态，帮助确定运动受限的潜在区域。物理治疗师对运动范围的评估应包括客观的运动记录，需要使用测角仪以及一些标准化的运动技术以提高准确性和可靠性。关节镜Bankart修复术后评估运动主要是前屈，冠状面和肩胛骨平面外展，以及内旋和外旋。肱骨旋转的测量应该包括使用肩胛骨稳定来防止肩胛骨代偿以及减低盂肱测量的数据[84,85]。术后的初步测量通常包括肢体各个平面的被动活动范围，以及45°外展时肱骨的旋转情况（图3.31）。对优势肢体的基线测量可包括主动的屈曲和外展以及在45°和90°不受力时的肱骨被动旋转。

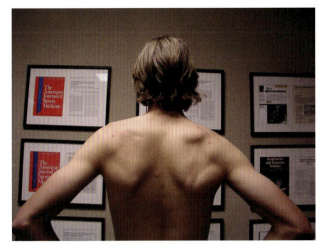

图3.28 观察患者双手叉腰时冈下肌萎缩

表3.1 Kibler肩胛骨分类

类型	功能紊乱的平面	视觉观察紊乱
Ⅰ	矢状面	肩胛下角突出 肩胛骨前倾增加
Ⅱ	横断面	肩胛骨内界突出 肩胛骨内旋增加
Ⅲ	冠状面	在手臂上抬时，肩胛骨过度向上运动，肩胛骨上界突起

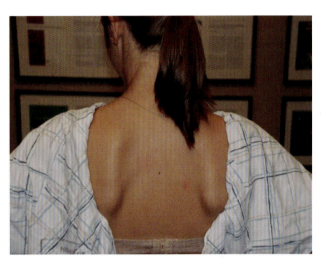

图3.30 内侧Kibler（Ⅱ型）肩胛骨病变

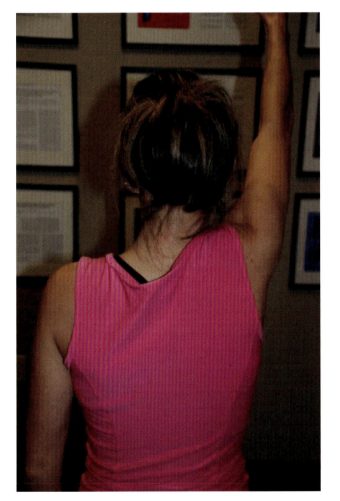

图3.29 上Kibler（Ⅲ型）肩胛骨病变

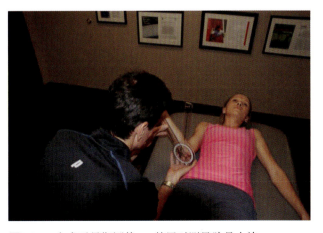

图3.31 在术后早期评估45°外展时测量肱骨内旋

术后评估使用的特殊检查

在初始评估中应用几种特殊测试可以提供手术后的肩关节稳定性基线状态的有用信息。这些包括分离测试、沟槽征和前后肱骨头旋转测试。此外，应用Beighton过度运动指数可以评估患者的全身活动状态。

- 分离测试：此操作涉及肱骨执行的非常简单的包绕运动评估患者从肩胛骨分离肱骨的能力。严重盂肱关节功能障碍和对早期运动的担忧的患者只会随着检查者移动肱骨来移动他们整个身体和肩胛骨。关节囊受限较轻且对轻微运动无忧虑的患者会在检查者进行包绕运动时保持一个正常的姿势（图3.32）。

- 多向不稳定性（MDI）沟槽测试：用于评估肩膀稳定性的重要测试是MDI沟槽测试（图3.33）。该测试是主要用于识别患有盂肱关节MDI的患者的测试。在测试过程中朝下过度平移通常表明即将出现的向前、向后或前后的过度平移[86]。这个测试在外展中立位时可以直接评估盂肱上韧带和喙肱韧带的完整性[87]。这些韧带是盂肱关节内收防止肱骨头下移的主要稳定结构[88]。要执行此测试，建议在坐姿下检查，患者手臂放在腿上，处于内收中立位。检查者用一只手握住肱骨远端，并进行短暂的相对快速的向下拉动，使得肱骨朝下（垂直）的方向运动。可见的"沟槽"（肱骨头向下运动，肩峰下间隙扩大，外侧肩峰和肱骨

之间的皮肤被牵拉）通常存在于MDI患者中[89]。术后MDI检测呈阳性表示术后需要更慢运动干预的范围，以及需要增加固定的时间。在沟槽试验阳性的患者中进行早期的积极康复是禁止的。

- 前后平移（抽屉）测试：Gerber和Ganz[90]和McFarland等[86]报告了前后平移试验，建议在患者仰卧位放松时进行。仰卧位时允许患者的肢体在盂肱关节外展时各个方向进行测试，因此可以选择性的通过某些动作对盂肱关节前关节囊和关节囊韧带的具体位置进行检查。图3.34显示了通过仰卧位平移技术评估肱骨头向前方向的平移。需要注意的是平移的方向必须与盂肱关节的线平行，在前内侧后外侧[1]。检查者将患者的盂肱关节放置在如图所示的肩胛骨平面。前移的检查主要在外展0°～30°，30°～60°，60°～90°这3个位置分别检查盂肱上、中、下韧带的完整性[87,88]。典型的后移试验是在外展90°时进行，因为这个位置有盂肱下韧带复合体的后束，而关节囊没有明显的增厚[88]。评分（平移的分级）评估采用的是Altchek和Dines分类系统[91]。该分类系统将一级平移定义为肱骨头平移在关节盂内部，关节盂边缘没有受到压迫或肱骨头没有超过关节盂边缘。二级平移指的是肱骨头上抬超过关节盂边缘并在外力消失后恢复。在前后方向的二级平移没有明显症状的不提示明显的肩关节不稳，仅仅提示盂肱关节的松弛。单侧盂肱关节的平移伴有肩关节疼痛和活动障碍会最终导致盂肱关节不稳定的发

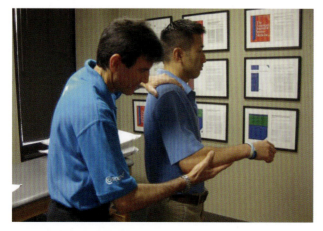

图3.32　肩关节分离试验

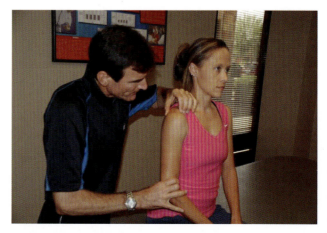

图3.33　多向不稳定性（MDI）沟槽测试

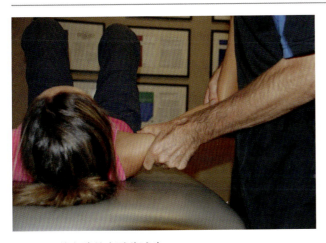

图3.34　前向肱骨头平移试验

生[4,92]。三级的平移通常在骨科临床和运动物理治疗中较难见到，主要指肱骨头平移超过关节盂的边缘，在外力消失后也不复原。Ellenbecker等[93]测试了评分者进行肱骨头平移试验所使用的主要标准肱骨头是否越过关节盂的可靠性。与MDI沟槽试验结果一致，术后发现肱骨头平移的增加再次提示需要减少术后早期活动范围，增加肢体固定的时间。这将在本章后面讨论。

- Beighton过度运动指数：除了之前讨论过的平移试验和突起试验是用来评估患者肩关节功能障碍的不稳试验。通过一系列的试验评估过头运动员肩关节整体的活动度以及过度活动[92]。Beighton过度运动量表或指数最早由Carter和Wilkinson[94]提出并由Beighton和Horan[95]修订完善。这个量表包括9个独立的试验，分别评估患者双侧（骨干屈曲除外）过度运动。这些测试包括：被动性过度伸展第五MCP关节；被动拇指对立前臂，双侧肘关节和膝关节过度伸展；和站立膝关节伸直的躯干屈曲（图3.35a～c）。几位作者记录了

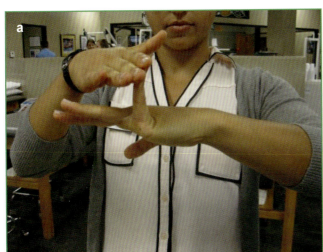
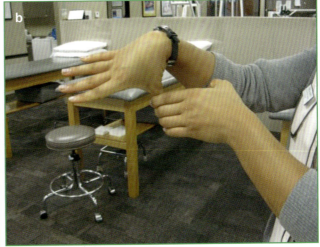
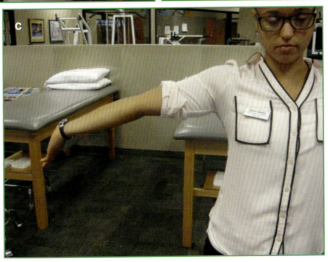

图3.35　（a～c）Beighton过度运动指数的一些组成部分

Beighton量表的心理学特性，估计的可靠范围为0.74～0.84[96]。几个排除标准被用来决定多少个单独测试必须阳性才能评价为过度活动，但尚未达成一致[97]。一些研究使用了9项试验中的2项阳性作为诊断过度活动，另外一些认为9项试验中的4项阳性才能诊断为阳性[4,97]。这个量表可以用作盂肱关节不稳定患者的重要分类，患者潜在的活动状态对于决定ROM或者活动度的进展情况具有重要作用[4]。Beighton过度运动指数阳性的患者在早期术后康复阶段活动范围的增加是缓慢的。这项总结仅提供了关节镜Bankart修复重建术后患者检查关键部分中很小的一部分。评估患者的神经状态包括肢体轻触感觉、远端握力，血管（毛细血管）回弹是其他重要组成部分。

3.5.3　Bankart损伤镜下修复的康复

虽说Bankart损伤修复术后的每一个阶段都需要康复跟进，但本章将根据临床研究流行病学着重列出数个基于指南的最重要康复阶段。骨科医生和康复治疗师之间对具体手术流程及细节的了解和密切沟通至关重要[98]。这可以让康复师对治疗流程有一个完整了解，也可以提示他们患者所接受的手术方式和解剖改变。对术后康复有重要影响的手术包括：肩胛盂缘上唇自前向后的撕脱（SLAP）修复，肩峰成形术，锁骨远端切除，肩袖清创和/或修复，关节囊折叠/移位，肱二头肌腱固定术或腱膜切开术。

Bankart损伤镜下修复的康复目的

- Bankart损伤手术修复后伴随而来的关节囊紧缩会给康复专家们带来一系列挑战，这些会在表3.2中列出。

初始康复阶段：（2～6周）

在以往，术后4～6周，患者被嘱前臂用吊带悬挂固定，并经常被要求进行诸如Codman（悬臂活动）和锻炼肘部活动度之类的轻度主动辅助锻炼。现在，患者通常使用带有枕垫的肩关节康复支具，用以维持盂肱关节外展30°的最佳康复体位。患者通常在术后10天至2周进行物理治疗，即开始其康复进程。

按照本章前面概述的初步评估后，患者开始康复，主要侧重于以下特定活动（表3.3）。

该阶段的康复模式主要以增加局部血流和减轻术后疼痛为主，并应用于康复指南中[99]。有专家建议使用电刺激和热疗，对关节软组织的运动度和肌肉激活锻炼做准备[99]。这些治疗虽然不是重点，但可以提高患者舒适度并改善软组织的可扩展性[99]。

表3.2　关节镜Bankart术后的康复目标

目标
逐步改善盂肱关节活动范围，以解决术后功能活动受限的问题
加强肩胛骨稳定，以确保在肱骨功能活动范围内
正确的肩胛盂位置显著提高肩袖强度，提供盂肱关节的主要动态稳定，以保护再生结构，并安全减少不必要的肱骨平移
通过循证康复前进展患者，允许过渡到间歇功能运动和活动恢复计划

表3.3　康复初期强调的干预措施

以减少疼痛和术后炎症
手肩胛骨稳定和肩胛骨运动进展
盂肱关节的安全活动范围
使用安全的运动模式和位置开始肩袖加强锻炼

- 活动度锻炼：早期受保护的活动度训练是术后4~6周内最有效的康复训练之一。具体的说，这种受保护的活动度训练由于外旋活动受限，最大限度地减少对盂唇侧前下方的拉伸应力，该应力在Bankart重建过程中得到修复，并最大限度地降低了对前下关节囊（特别是盂肱下韧带）的拉伸负荷和应力，而前下关节囊通常在外科手术重建过程中被紧缩而造成外旋受限问题。通常来说，早期康复对肩关节的前屈，外展，内旋活动并没有限制。而外旋和外展外旋则需要收到一定的限制，这主要是为了缓解前下关节囊和盂唇的压力。在早期康复中除了控制外旋量外，一些基础文献证实了在外旋活动中控制外展位置也很重要。Pagnani[87]和O'Brien[88]两个研究团队均通过基础科研确定了在不同盂肱关节外展角度时盂肱前关节囊的哪些部分处于张紧状态。在盂肱关节处于90°外展状态时外旋，盂肱下韧带提供了最大阻力，同时也是Bankart修复时关节囊的最大应力来源。而盂肱关节在30°外展时外旋，主要的拉伸负荷和应力集中在盂肱上韧带和上关节囊。这一基础理论为患者Bankart重建后康复提供理论依据。

Black等[100]在研究尸体标本Bankart修复后关节囊张力发现，在冠状面0°外展外旋存在一个"低压区"，该位置位于外旋46.5°。超过45°的外旋

后，研究人员发现前关节囊张力显著升高。另外，Penna等的研究[101]为Bankart重建后的外旋受限提供了额外的支持。他们的研究对比测量两组分别行单纯Bankart重建以及Bankart重建+前关节囊紧缩的患者尸体患肩外旋应力。结果发现在各个外展位置外旋时，行单纯Bankart重建的患者前下盂唇-关节囊复合体的应力与行Bankart重建+关节囊紧缩组显著不同（1.1 N：5.3）。

此外，在外展外旋位比较单独行Bankart修复与行Bankart修复+关节囊紧缩的效果时，其差异具有显著临床意义（4.6：17.7）。因此，手术过程中是否进行关节囊紧缩（无论是重叠或移位）的确会影响术后外展外旋外展的解剖应力。

术后外旋训练方案为：术后2~6周行30°~45°外展位外旋（图3.36），逐步增大外展角度至术后6~8周行90°外展位外旋（图3.37）。Penna等的研究[101]客观地支持了这一训练方案，基于以下测量结果：接受Bankart重建（包括关节囊紧缩）患者的前下盂唇-关节囊复合体应力从未外展的5.3 N增加到外展的17.7 N。这些研究有助于临床医生了解受限的外旋活动度中关节囊的变化，并为肩关节前方关节囊不稳的患者进行安全外旋活动提供理论基础。应用这一受限的外旋的初始范围，可使患者既能锻炼关节活动度，又不会因使其承受过大的拉伸负荷而损害盂唇修复。

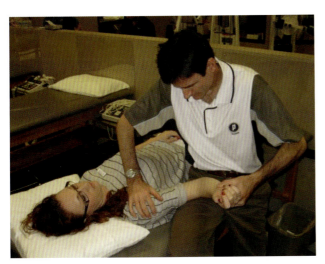

图3.36　肩胛骨平面外旋ROM，外展30次，用于术后早期康复

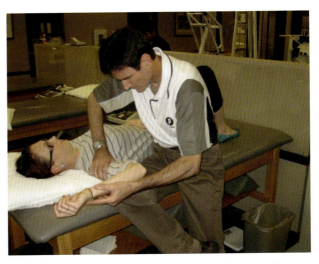

图3.37　6~8周后肩胛骨平面外展90°，外旋ROM进展

在初期康复过程中，辅助关节运动包括 I 级摆动，用于缓解疼痛，尤其要避免前向摆动，以保护盂唇-关节囊修复。如果患者从术后支具固定期开始出现明显的活动受限，则可以采用渐进式关节活动（后向滑动、尾向滑动）。除非发现明显的关节囊活动受限，否则通常仅应用较低级别的运动（Maitland I 级、II 级）。对于先前肩关节不稳定的患者通过关节镜进行 Bankart 重建，其肩部康复的早期阶段，要强调的重要概念是小幅度运动和过度伸展之间的区别。在康复的早期阶段，许多患者仅需要肩部的小幅度运动，为保护关节囊组织和盂唇的修复，过度的超范围伸展活动是没有必要的。除非患者确实表现出严重的活动受限，否则早期拉伸不是一种常规疗法。与对侧肢体相比，应仔细客观地监测盂肱关节的活动范围，以确保术后康复不会造成过度活动，而是恢复最佳的运动范围和包膜张力。

- 肩胛骨稳定性与早期肩袖的激活：在康复早期阶段，可以使用特定的程序来激活盂肱关节和肩胛关节的肌肉软组织稳定性。这一过程要求高度受控、低负荷和多次反复，以改善局部肌肉耐力[102]。

初期康复手法是直接让康复师对患者肩胛骨进行操作，绕过盂肱关节，反复进行肩胛骨运动，而在早期阶段不对肩袖过度施压。图3.38显示了作者推荐的一套康复手法。在手臂抬高时必须先激活前锯肌前方和斜方肌下方力偶，以达到肩胛骨前旋稳定[83]。先稳定四肢的近端关节，并在肩胛骨平面上将盂肱关节抬高80°～90°，以在功能位置提供肌肉共收缩。此外，研究还发现盂肱关节不稳患者的该肌肉群激活减少[82]，因此可以利用延伸肩胛骨位置来增强前锯肌的激活[103,104]。

Kibler等[105]发布了一系列关键训练动作，这些运动激活了前锯肌和下斜方肌，并且由于这些运动包括低度抬臂和外旋动作，因此可以在康复早期使用。这样可以最大限度地减少肩峰下撞击和盂唇-关节囊应力，并使患者在康复早期就可以很好地接受锻炼。图3.39（Robbery）和图3.40（Lawnmower）锻炼得到了Kibler等[105]以及Tsurike和Ellenbecker等[106]通过大量肌电图的验证。Lawnmower锻炼可以将患者的手臂放在悬带上进行，是盂唇-关节囊应力最低的肩胛骨稳定锻炼。仰卧位上进行前锯肌拳击锻炼（图3.41），可诱发前锯肌组织60%或更高水平的最大随意等长收缩[107]。

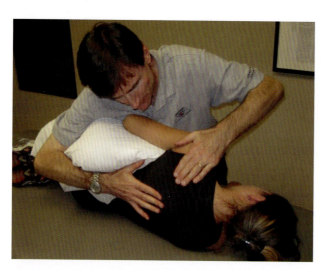

图3.38 由理疗师进行的手动肩胛骨阻力练习，目的是为了使肩胛骨稳定

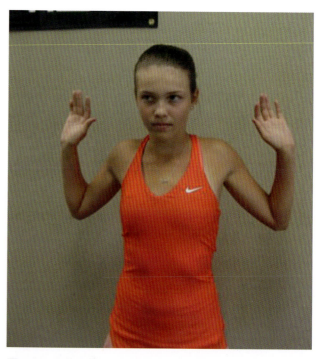

图3.39 抢劫姿势

图3.40 Lawnmower锻炼

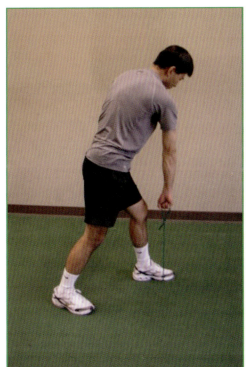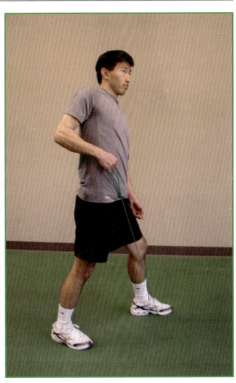

图3.41 前锯肌拳击锻炼

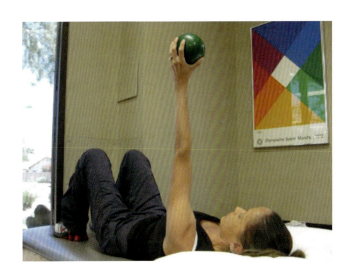

根据Davies[108]的说法，肩袖的早期抗阻运动通常始于等长收缩运动，然后是等张收缩运动，最后是更复杂的超等长收缩等速运动。这种康复运动具有一定的挑战性和特异性。这一方案对于关节镜Bankart术后的康复特别有用。

一项研究强调了尽早进行次高强度运动对增加局部血流的重要性。Jensen等[109]可利用激光多普勒血流仪记录冈上肌腱中较大的（5%~50%）最大自发等距收缩（MVIC）收缩。

结果显示，即使是较大的收缩，在所有1 min的收缩过程中也会增加灌注，在肌肉收缩后会产生收缩后潜在的充血。这些发现为以下康复方案提供了理论基础：早期使用内旋和外旋等长收缩，为防止康复早期出现肩峰下接触和关节囊应力行低水平肩胛骨抬高加抗阻。图3.43显示了等长收缩锻炼应用于后方肩袖早期康复，称为"动态等长运动"，其中弹性阻力用于提供已知的载荷。鉴于弹性阻力具有已知的，校准的特性，临床医生能够安全准确的开具适合患者的等长运动处方剂量。在腋窝下方使用毛巾卷以适应定位患者肩部，并进行肩袖运动[110-112]。

　　早期肩袖等张运动建议增加肩袖强度，如图3.42所示。这些练习的理论基于肩周肌电图（EMG）研究，提示后肩袖高度激活[113-117]，康复初期患者可将肩膀置于更舒适的位置。康复早期阶段可不施加阻力，仅执行主动运动，基于患者的耐受性，阻力水平以1/2 lb为增量（0.25 kg）进行增加。对于关节镜Bankart术后的患者，首先要使用侧卧外旋和俯卧伸展并向外旋转（拇指竖起）位置，并在术后6~8周加入俯卧位外展。在患者将上述动作完成度达到肩胛骨水平后，可加入带肩胛骨回缩的俯卧位外旋动作。在90°外展位上使用俯卧水平外展，可以最大限度地避免肩峰下撞击[118]。研究表明，该训练可有效激活冈上肌[115,116]，可作为更容易造成肩峰下撞击的空罐运动的替代训练。该训练建议每组15~20次，重复3组，以产生疲劳反应并改善局部肌肉耐力[102]。

　　需要指出的是，在侧卧外旋、俯卧伸展和俯卧水平外展等肩袖练习中需要密切留意并纠正肩胛骨位置。Cools等[111]已经证明，在运动条件下，确保正确的肩胛位置时，肩袖激活作用会增强。本章作者建议，在肩袖运动时要密切留意不自主的肩胛骨运动，而不是在肱骨运动时回缩位强行锁定肩胛骨（肩袖运动模式中）。

图3.42 等张旋转臂运动程序

1. 侧卧外旋：

平躺，受累手臂置于身侧，手臂与身体之间放一个小枕头。保持受累手臂肘部弯曲并固定于身侧，抬起手臂进入外旋状态。慢慢降低到开始位置，重复进行。

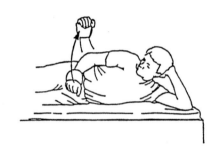

2. 肩扩展：

俯卧在桌子上，手臂直接垂在地板上。拇指向外，将手臂向后伸直，朝向臀部。慢慢放下手臂，重复进行。

3. 俯卧水平外展：

俯卧于桌子上，受累的手臂垂直垂向地板。拇指向外，举起手臂到与地面平行的一侧。慢慢下臂。重复进行。

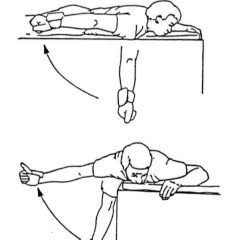

4. 90/90外部旋转：

腹部着地躺在桌子上，肩膀外展90°，手臂支撑在桌子上，肘部弯曲90°。保持肩部和肘部固定，将手臂转到外旋位置，慢慢降低到开始位置，重复以上动作。

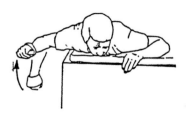

为期4周的早期肩袖训练效果显著，通过测量健康受试者的等速内旋和外旋运动我们发现其强度增加8%～10%[119-121]。对肩袖和肩胛肌肉组织的训练改善了外旋和内旋的范围，提高了肩袖的力量和耐力，增强了肩关节功能[119-122]。

如图所示，所有在站立和侧卧时强化外旋锻炼时，都需要在腋窝中放置1个小毛巾卷（图3.43）。与不放置毛巾卷的相同锻炼相比，放置毛巾卷可以协助外旋动作并减少其他方向不必要的动作，应用毛巾卷还可以提高冈下肌10%活性[116]。腋下应用毛巾卷的另一优势在于可以将患肩置于20°～30°的外展位，可以防止肩膀微血管的"扭曲"现象（尸检研究结果）。Rathburn和MacNab[110]的研究显示肩外展位与中立内收位相比，冈上肌腱中的血流明显增加。最后，另一项研究结果进一步支持这一锻炼模式。

Graichen等[123]对12个健康肩关节在30°、60°、90°、120°和150°外展时施加15 N的力，然后通过MRI来观察记录外展等长收缩或内收等长收缩。盂肱关节外展的所有位置上内收等长收缩均在肩峰下间隙产生明显增大。在外展或内收等长收缩过程中，肩胛骨倾斜度和尖峰肱骨间隙没有变化。这项研究结果提示放置毛巾卷对肱骨旋转运动中有撞击的患者有帮助。对于肩峰下撞击而需要加强定位避免撞击的患者，使用毛巾卷可以促进内收等长收缩的完成[123]。

Bitter等[124]总结了肩部康复抗阻运动指南。他们在健康受试者的外旋运动过程中测量了冈下肌及三角肌中后束的肌电图数据。在外旋运动期间以10%、40%和70%的激活水平（最大百分比）监测肌肉活动。这项重要的研究发现，当训练水平为最大阻力的40%时，冈下肌的活动会相对增加，这表明冈下肌的活动更加集中，而被激活的三角肌代偿较少。这项研究建议使用低强度的锻炼来优化肩袖的激活，而不是高强度的阻力负荷运动，因为高阻力可能造成三角肌和其他肌群的动力激活。

伴行手术的影响

进行关节镜Bankart重建的患者通常会进行其他伴行手术，这些手术对康复方案的制定特别重要。前下盂唇修复术，上盂唇修复术和随之而来的SLAP修复的患者，在其早期术后护理中有严格的限定原则和局限性。行上盂唇修复的患者术后康复应集中在肱二头肌的主动收缩和对抗锻炼上。这包括所有对抗屈肘运动，包括划船，上身肌力锻炼和前臂仰卧运动，以限制肱二头肌的活动。屈肘运动可推迟到术后6～8周[122]。盂肱关节90°外展的外旋动作也要推迟到术后6～8周，以最大限度地避免上盂唇的再剥离[125]。

康复师还需根据撕裂的大小和肌腱的受累程度，调整肩袖修复术后患者的早期肩袖激活运动。此外，接受了肩峰减压和/或锁骨远端切除的患者可能分别承受更大的疼痛，导致无痛抬高和水平内收等康复动作的延迟执行，由于手术过程的骨生长反应以及额外结构的破坏需要更长的愈合时间。尽管这些伴随的手术并不妨碍患者遵循单纯关节镜下

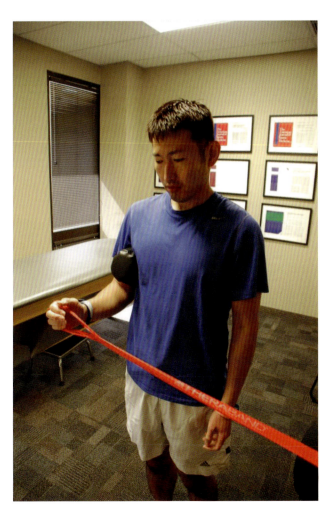

图3.43　外侧旋转时带有弹性阻力

Bankart修复术后康复方案进行康复，但由于手术过程中涉及其他解剖结构改变，它们的确需要改变康复方案和进度。

当为处理Hill-Sachs损伤发生Off-Track而行Remplissage术，我们必须考虑将冈下肌腱填塞到肱骨头骨缺损处的问题。以下几点需要注意：

- 限制内旋，水平内收，平推和卧推等运动。
- 立即进行45°外旋和90°前屈的外旋运动4周。
- 术后6~8周启动内旋活动度锻炼。
- 在8~12周时完全康复（预计外旋功能较差）。

康复中期（6~12周）

根据最初的运动丢失程度，随之而来的外科手术以及患者对术后康复初期的效果，表3.4中概述了康复中期患者的客观特征。这个典型过渡时期发生在6~8周之间。

在这一康复阶段，所有活动度范围练习均接近正常范围。90°外展位的外旋活动度锻炼效果突飞猛进。临床医生会根据对侧肢体的基线运动范围，患者术前的肩关节不稳定史，骨量流失和优势侧来制订康复目标。这些因素和信息可能从手术医生处获得，将运动限制范围设定为小于对侧肢体，可以

表3.4　进展到中期患者的客观特征

外展45°~60°时实现45°~60°外旋转ROM
能够将肩膀抬高到90°
初始肩袖和肩胛骨运动进展的耐受性（23~/5级MMT）
能够忍受吊带外的基本日常生活能力，且疼痛最小至无

在术后进一步保护并提供更稳定的关节囊。例如，有广泛的术前脱位史，存在关节盂或肱骨头骨缺失，外展外旋功能较差，符合人体工程学或运动需求的患者可考虑不完全的运动恢复范围。但是必须注意不要让患者关节活动度受限，这可能导致强制平移[126]并使患者更容易患上远期滑囊性关节炎[127]。

肩袖和肩胛稳定性的康复方案

在这一阶段康复阶段需制定进一步肩胛骨稳定性锻炼如肩外旋合并肩胛骨内收（图3.44），该动作下斜方肌的启动速度是上斜方肌的3.3倍，通过肩胛骨内收完成进一步外旋[128]。脱离肩关节支具后，在外旋活动中，康复师应强调肩胛骨内收来完成这一动作。进行各种坐姿划船动作中，康复师可直接将手放置在肩胛骨上进行持续的肩胛骨伸展/回缩抗阻练习，以及使用90°高位闭环锻炼法（图3.1），将患者上肢持一微小型瑜伽球，以增加本体感受反馈并刺激该功能位的共收缩。对于上肢需进行大量工作或体育活动的患者，可行稳定四肢爬行动作（图3.45），以增强近端稳定度。

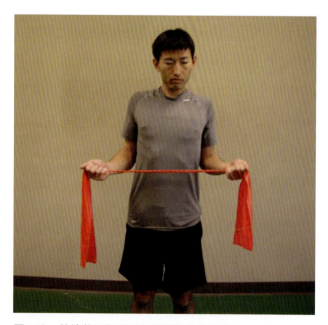

图3.44　外旋伴双侧肩胛骨内缩伴弹性阻力

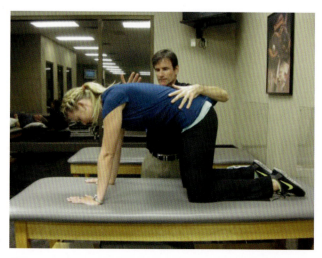

图3.45　爬行时肩部肌肉闭合链共收缩的节律性平板运动

肩袖康复包括一些基于振动的干预动作，例如外旋振动（图3.46）和侧卧Body Blade（图3.47）。这些练习是根据时间调整的，可从30 s开始，以提高耐力。Chen[129]和Ebaugh等[130]的研究均发现肩袖劳损对肩胛定位和肱骨头平移控制的负面影响。为了让这一阶段的康复更具有挑战性，肩袖和肩胛锻炼过程中应进一步增加肱骨上抬的高度。图3.48显示了在90°外展合并弹性阻力的情况下用于外旋强化的早期练习。为使患者进一步调动肌肉活动和共收缩，康复师可在患者处于90/90功能位时进行一定干扰。这种具有弹性阻力的90/90锻炼还可与俯卧90°外展外旋练习一起进行（图3.42），以促进康复过程中的肩袖和下斜方肌以及肩胛骨稳定性[107,114-116]。肩外旋的重点在于加强肩袖，这一理论基于基础科研，有研究表明后肩袖可有效地防止盂肱运动期间的肱骨头前移。由后肩袖提供的后向力可在此动作中提供关键的稳定作用，以限制前移并限制修复后盂唇–关节囊复合体的应力[131]。在康复的这一阶段，内旋动作强度也需要增大。进行内旋的锻炼包括90°外展内旋和弹性阻力内旋，后者手臂处于中立位内收状态，毛巾卷在腋下进行内旋。可以通过在90°上抬和90°屈肘来实现快速刺激内旋肌收缩的锻炼作用（图3.49）。通过此运动还可以在生理状态下增加肩关节节律性和稳定性。对盂肱关节不稳和有肩袖病理改变的患者需密切观察其外旋/内旋的肌力比（ER/IR）。

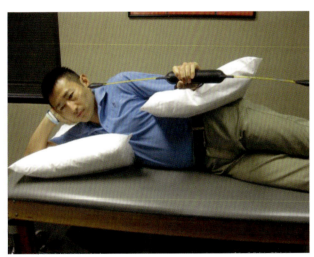

图3.47 侧卧体叶片振荡练习

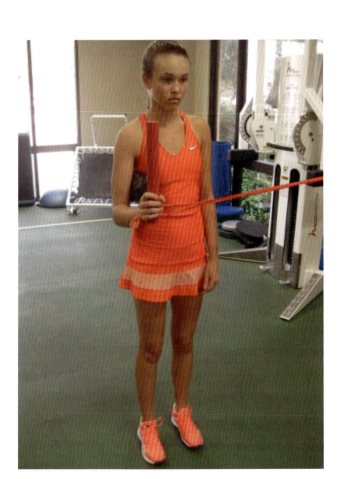

图3.46 外部旋转振荡

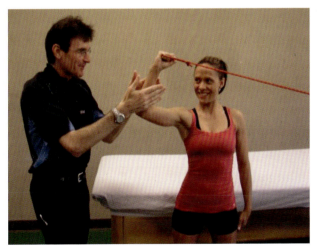

图3.48 肩胛骨平面外展90°时的外旋和物理摄动

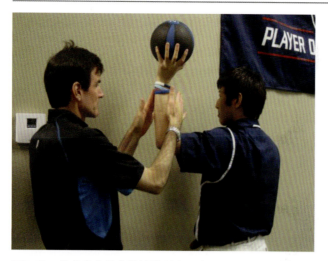

图3.49　节奏稳定的内旋转增强式运球

表3.5	患者过渡到恢复活动阶段的客观特征
所有平面的运动范围不受限制	
ROM水平在对侧约10%范围内	
90/90功能位的耐受性与阻力性运动	
使用4/5的肌肉力量，所有平面无疼痛刺激	

Ellenbecker和Davies[122]对这个问题进行了重要综述汇总，确定外旋/内旋肌力最适比为2∶3，在正常的健康状况下，外旋肌比内旋肌强66%。Byram等[132]表示这个外旋/内旋肌力比如要预示优秀运动员受严重肩部受伤时，应该比康复训练指南的设定值更高。为了确保在功能性活动过程中肩袖后旋肌的强度能够抵消大部分的内旋应力，建议将比例调整为大于66%[122]。建议将该比率的正常范围设定为2∶3～3∶4，因此外旋比率为66%～75%已成为动态稳定的参考值，可指导许多康复师对患者进行肩部康复期间的内部旋转增强量和最佳肌肉平衡的参考值[120-122]。

功能恢复期（12～16周）

表3.5列出了过渡到最后"功能恢复期"患者的重要客观特征。这一阶段强调的是功能活动范围的持续恢复，以及广泛的高水平肩袖和肩胛运动，以使患者恢复到完全正常的功能水平。在这个康复阶段增加的一些关键的抗阻练习，包括功能性增强式运动和肩部内外旋的等速阻力练习。增加等速运动（如果有的话）不仅可以在整个运动范围内提供最佳的适应性阻力，而且可以精准测量出肌肉的ER/IR比值，这是手工肌肉测试无法做到的。使用手持测力仪可以提供至关重要的客观强度数据[133]，以指导ER/IR正常化，指导运动管理和最后阶段的方案执行。

康复这个阶段开始加入增强式运动模式。有文献报道，增强式运动可增加上肢功能[119-134]。偏心预拉伸的功能性应用，辅以强力同心肌收缩，与许多上肢运动活动密切相似，可作为一种很好的锻炼方式，使患者过渡到间歇运动恢复阶段。图3.50和图3.51显示了两种用于增强后肩袖力量的侧卧增强式外旋练习，图3.52和图3.53显示了类似的90/90位增强式练习。Ellenbecker等对这些运动进行了研究[134]，他们发现在这些重要的运动中，斜方肌下束（118%～131% MVIC）和冈下肌下束（85%～103%）的肌电活动峰值水平较高。Carter等[119]研究了大学棒球运动员的在盂肱关节外展90°时进行的增强式上肢运动和增强式外旋弹性阻力的8周训练方案的效果。他们发现运动员的偏心外旋力量和同心内旋力量增强了，投掷速度提高，从而得到结论增强式和弹性阻力训练对高级运动员的积极正面影响。

对于恢复接触性运动的运动员，如篮球和足

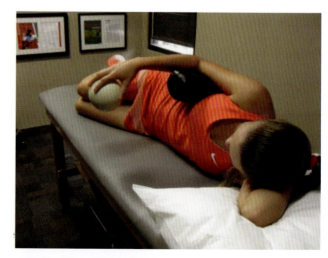

图3.50　侧卧式增强性运球

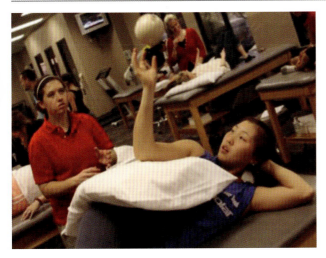

图3.51　侧卧式增强式反向接球

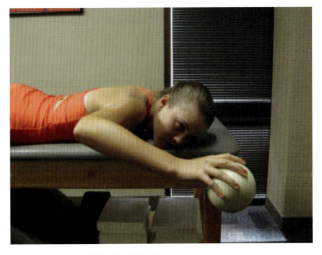

图3.52　90/90俯卧式立体抛球

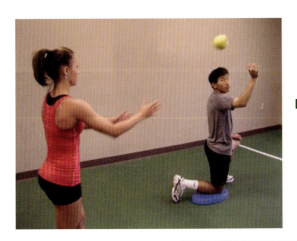
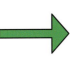
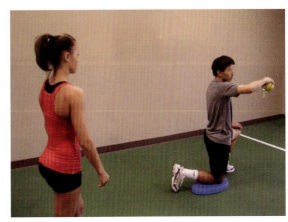
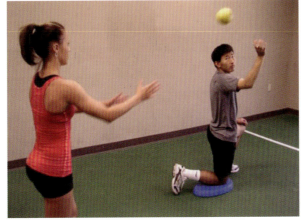

图3.53　90/90俯卧增强式反向接球

球，增强式内旋训练也可以用来提供外展外旋力量，提高肌力储备和稳定性，以对抗外展外旋应力的潜在负面影响。图3.54图示实心球练习的过程，在仰卧位上外展45°～60°，地板上铺填充垫提供支持，同时可以限制外旋运动范围。图3.55和图3.56显示了增强式练习对内旋力量发展的持续变化，有助于恢复投掷功能。在这一康复阶段，患者也通过使用实心球，Plyoback机器或康复辅助进行的功能性活动或运动演习模拟高尔夫球（图3.57a，b）和网球（图3.58）运动。

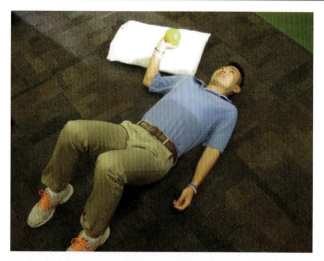

图3.54　仰卧位内部旋转刺激式增强式抛球

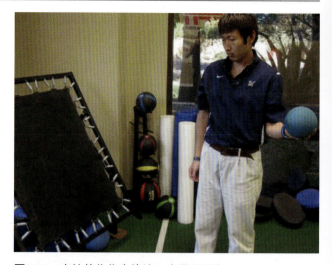

图3.55　中性外收位内旋站立式增强训练

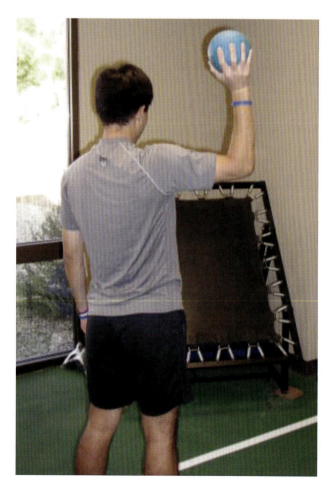

图3.56　内旋站立式增强运动，外展90°

当患者能忍受2～3 lb等张运动（图3.45），也能使用中等水平弹性阻力进行无疼痛的旋转训练时，等速旋转训练需修改起始位置。这个位置为盂

肱关节屈曲30°，外展30°，过程中使用水平位置倾斜30°的测力仪（图3.59）[108,135]。这种体位对患者而言容易耐受，对于非运动性患者群体，这种体位允许患者以120～210（°）/s的速度从次最大阻力水平发展到更大的阻力水平，对于运动性更强的患者，在后期康复阶段时阻力水平可上调至210～360（°）/s。等速测功器的使用可以客观地量化肌肉力量水平，更重要的是，可以平衡内旋肌力和外旋肌力[108,135]。对于许多患者来说，达到与对侧肢体相同的内旋和外旋肌力水平是一个可接受的初始目标；然而，在许多针对专业运动员性研究中，内旋肌力单侧增加了15%～30%[108,136-138]；因此，更多的康复师强调这种支配力。康复方案为90/90外展外旋位上行等惯性锻炼（乔治亚州，努南，Impulse有限公司）（图3.60）以及在等速测力仪（图3.61）上抬肩超过90°时，这些方案为刺激和增加肩袖运动强度和活动提供了一个最佳选择[122-139]。

在等速运动训练中，IR/ER模式占优势。这个着重IR/ER的锻炼源于Quincy等[140]的一种等速训练研究。这一研究表明为期6周的IR/ER训练不仅可以产生显著增加内旋和外旋肌力还可以改善肩膀后伸/前屈和外展/内收的力量。同样的6周内，在前屈/后身和外展/内收模式的训练中，只能产生局限于训练方向的力量增益。在临床中这种溢出的等速训练允许更高的时间效率和有效集中度。

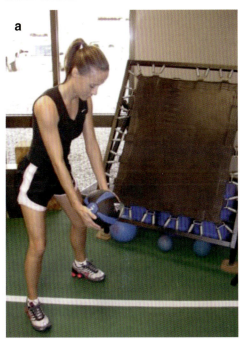
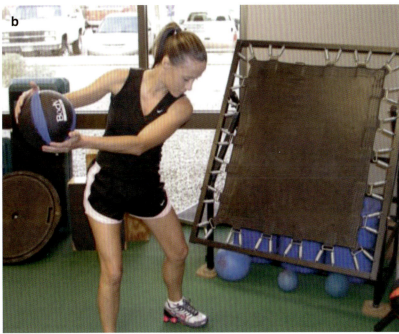

图3.57 （a，b）运动专用高尔夫增强式训练

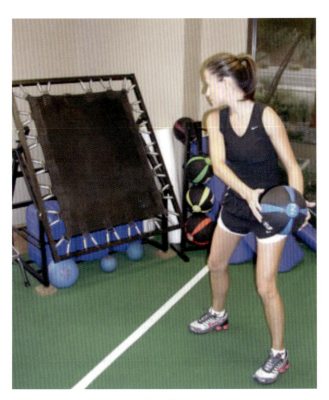

图3.58 特定运动的网球落地增强力

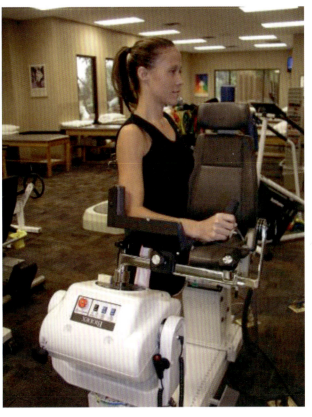

图3.59 Biodex等动力学测力计上修改后的基座位置内/外旋转

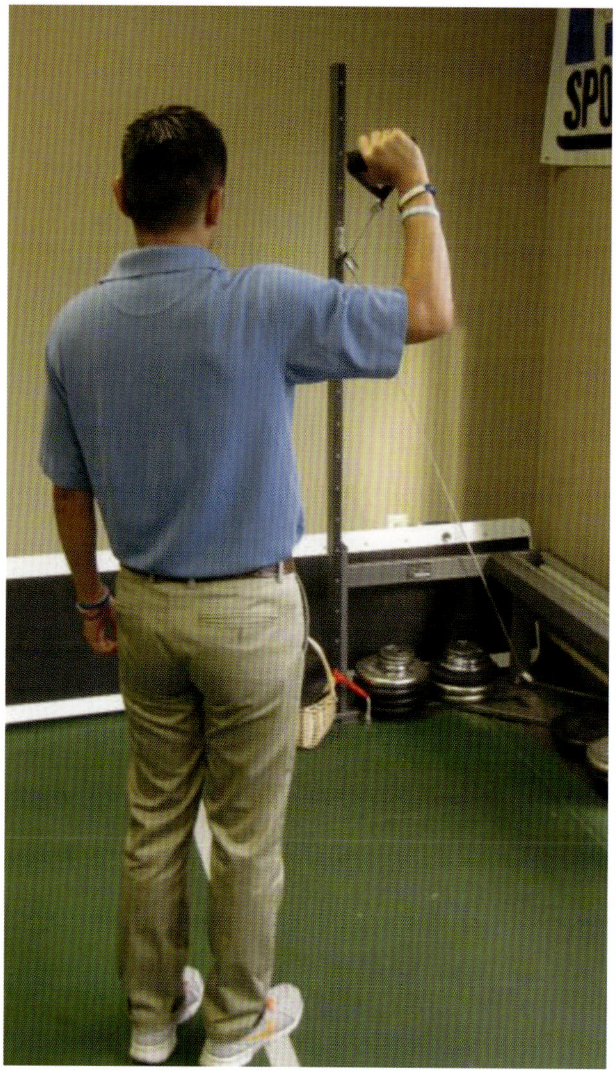

图3.60　脉冲训练器上的等惯性外旋转练习

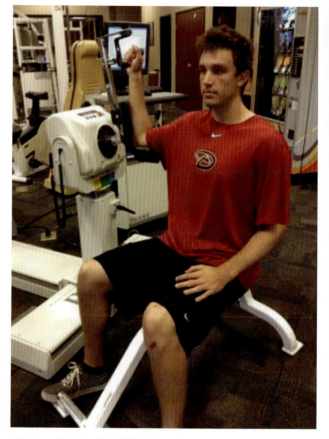

图3.61　等速内/外旋转训练位，肩胛骨平面90°

体育与功能活动进步的客观标准

　　Bankart损伤肩关节镜术后的患者康复最具挑战性的方面之一是在使患者恢复其运动或功能活动之前进行临床决策。建议使用客观数据来指导此决策。表3.6概述了Bankart修复后患者恢复活动评估的重要组成部分和结果。

　　使用表3.6中概述的客观测试，使临床医生能够将个人的功能回报基于客观参数，这些参数在康复的后期阶段可以根据需要进行测量和重新评估。未来的前瞻性研究将为指南的使用（如所列指南），以及预测在非手术和手术后肩部损伤及后续康复后成功的功能活动和运动表现的能力提供关键依据。

表3.6　恢复运动和功能性活动的目标指南

无疼痛的活动范围，在活动范围内活动结束时没有疼痛感
活动范围在对侧肢体的10%以内，除非解剖因素干扰
用等速测试或手持式测力仪测定对侧肢体10%以内的肌力
手动肌肉测试（MMT）在所有运动层面都是5-5，没有疼痛刺激
经客观检验，ER/IR眼强度比>66%

Bankart损伤关节镜术后间隔式运动和重返活跃功能计划

尽管回顾和提供稳定手术后的所有重返活动计划超出了本章的范围，但在此将讨论几个关键概念，并给出一些建议，以提供应用于再损伤风险最小化、优化成功率和功能性能比率为特征的逐步进展示例，来恢复传统的健身举重和网球项目。

在关节镜下Bankart修复后，当患者需恢复传统的举重练习时，需要对盂肱关节固有位置（导致肩关节过度水平内收和一些运动过度抬高）增加的压力进行修正和锻炼。这些运动可分别增加前关节囊外膜应力和撞击。Bleacher和Ellenbecker[141]以及Gross等[142]为肩关节不稳和肩袖疾病患者提供了恢复传统举重的指导。其中包括一些概念：如间歇期表现（力量训练之间的休息），低重量和高重复以及最重要的运动姿势和运动模式的改变（表3.7）。对于Bankart重建后的患者，建议使用卧推来限制活动范围，并取消所有的脑后练习，如仰卧拉和军事按压，并采用改进的运动模式。

对举重运动员来说，重要的是继续进行肩袖和肩胛运动训练，以保持ER/IR肌肉平衡，并确保在物理治疗结束后肩袖稳定性保持在巅峰水平。

网球间隔式运动恢复计划的制订要点包括间歇期表现，以及循序渐进的运动强度和反复次数。对于间隔式网球运动计划，在初期网球教学过程中，建议并遵循最初使用泡沫球和随后使用一系列低压缩泡沫网球的方法。这些球适用于重返网球运动计划的早期阶段，并可以减少锻炼中的冲击压力，增加患者对早期网球运动的耐受性。此外，在监督下进行间隔式训练，无论是在物理治疗过程中，还是在知识渊博的网球教学专业人员或教练的指导下，都可以对技术进行生物力学评估，并防止过于激进的运动水平，这对于一些积极的患者，尤其是青少年患者是一个常见的错误。间歇期使用重返程序，在训练之间休息，可以有助于恢复，并降低再次受伤的风险。

该间隔式网球运动计划之前已经发布过[143]，本章描述了一个修进版本。它包括更新了一些不一样

表3.7　前路稳定术后传统举重的改进

训练	肩关节病理	改进
平板卧推	前不稳定	握力<1.5双肩峰宽度
		ROM限制<15°肩伸角度（胸部用毛巾，阻碍运动，或使用物理球，限制ROM）
仰卧拉力器	前不稳定	手间距（1～1.5个双肩峰宽度）
		ROM限制——肩伸，冠状面水平外展关节
		盂肱关节外展角<90°
		肘部低于肩平面
蝴蝶胸部推举机	前不稳定	ROM限制——肩水平外展于冠状面前
		盂肱关节外展角度<90°，调节座椅水平
传统俯卧撑	前不稳定	手间距：<1.5双肩峰宽度
		ROM限制——肩胛冠状面前水平外展(胸骨水平45cm放置瑞士球)
		盂肱关节屈曲45°～70°
		结束范围——"+"的位置
引体向上	前不稳定	杠铃在头的前面，而不是后面
前、侧平举	前不稳定	肱骨处于外旋（拇指向上）位置，并将ROM阻滞至0°～90°，以减少肩袖应力
肩部推举	前不稳定	使用哑铃，而不是杠铃，将ROM限制在最高高度90°～120°。永远在头的前面，永远不在头的后面

的网球训练方案，包括一系列的训练，如落地球，截击，最后过头顶发球。此外，建议由一名合格的网球教学专业人员评估患者的球拍和球拍线的类型/张力，因为某些球拍和球拍线会比较适合肩部损伤恢复期的患者。

关节镜下Bankart修复术预后

本章最后一节要讨论的最后一个问题是关节镜下Bankart重建的预后。本章讨论的康复概念可以恢复单侧盂肱不稳定患者的功能活动度、肩袖和肩胛的力量以进行手术稳定。我们自己对关节镜下Bankart重建患者的预后研究通过回顾性回顾得出，平均前屈160°，外展150°，90°外展位外旋78°，90°外展位内收42°。这些数值与对侧肢体相比，分别为前屈大5°，外展小21°，90°外展位内旋和外旋小16°。ROM数据显示上台活动范围几乎恢复，而外展外旋运动范围恢复困难。Kim等发表的其他结果数据[144]在一项为期3年的随访研究中，对62名接受关节镜Bankart治疗的非运动性患者进行了早期积极康复与固定和延迟康复的比较。Kim等[144]的研究结果显示，在接受更积极的早期康复和活动范围干预的患者中，再脱位率无显著差异。即时运动（积极康复）组患者满意度提高，术后疼痛评分降低，运动范围恢复更快。与一组延迟ROM和关节镜Bankart后较长固定时间的患者相比，本研究支持直接活动范围的应用。

已经发表了一些比较开放和镜下Bankart修复效果的Meta分析。纳入2108个研究回顾研究肩关节不稳定的Meta分析，Lenters等[145]认为关节镜后评估稳定功能结果分数有显著提高，但开放手术术后肩关节稳定性更优，在预防复发性不稳定和恢复方面，关节镜手术患者相对更好Petrera等[146]进行了一项特定的Meta分析，比较开放与关节镜下使用锚钉固定Bankart的效果。他们得出结论，关节镜下和开放Bankart修复患者复发性不稳定发生率为6.7%，无显著差异，但关节镜下Bankart患者的功能结果优越。

最后，关于远期效果，Castagna等研究了前路稳定手术与盂肱关节关节炎的关系[147]。他们随访了关节镜前路稳定手术后的患者（最少随访10年），发现29%的患者患有轻度关节炎，10%的患者患有中度关节炎。这与肩关节功能和盂肱关节炎的存在没有相关性。在这项长期结果研究中，手术后不稳定的复发率为16%。进一步的长期结果研究是必要的，以更好地了解远期后遗症。

小贴士：

总结

本章的内容旨在详细描述关节镜下Bankart重建后的循证康复方案。全面了解合并关节囊紧缩和不合并关节囊紧缩的Bankart重建手术流程以及其他伴随的手术流程，这些信息有助于康复治疗师在术后制定适当和最佳的康复方案。目前的结果证据表明，随访研究中高水平的功能结果和较低的不稳定性复发。恢复功能和稳定的活动范围的目标，加上高度抗疲劳的肩胛骨稳定和肩袖力量是一个全面的康复计划的核心，患者应遵循这一程序。

3.6 Latarjet技术

Latarjet技术被认为是一种非解剖学的外科手术，其目的是通过骨和软组织检查来补偿胶囊唇侧和骨损伤，从而稳定肩关节，从而阻止过度平移并恢复稳定性。

术前平片检查在前后、内外旋转、侧视、腋窝和Bernageau视野。所有患者术前均进行CT扫描，以更好地评估关节盂骨表面。

无论如何，因为关节盂的完整性是决定手术治疗的因素之一，所以普通X线片的可靠性是关键之一。

根据Gerber[148]，我们仔细观察肩关节前后位（AP）片，关节盂前缘显示为软骨下硬化线。

在关节盂前病变的患者中，该硬化线可中断超过5 mm（图3.62）；这种缺失被称为硬化性关节盂线丢失（LSGL），并在临床实践中用它来记录关节盂前缘的骨质病变，如果存在，则需要用CT扫描进行评估。

以下对Latarjet手术程序的描述以"小号大写字母"表示大约需要15天才能愈合的元素，而"粗体小号大写字母"中则表示需要6周以上才能愈合的元素。

我们的手术技术是一种改良的Latarjet手术，使用作者开发的微型钢板。

在腋前皱褶沿朗格线纵向切开皮肤（图3.63）。切口位于喙突外侧。确定三角肌间隔，头静脉侧向回缩，形成间隔。锁骨胸筋膜在其喙突附着处于联合肌腱的侧缘切开，并将喙肩韧带分开，以便于显露包膜的上侧面，尤其是旋转肌间隙区。确定了肱二头肌沟和小结节。

这个手术是通过切除喙突末端2 cm处的局部骨移植（图3.64），分离胸小肌腱的止点。珊瑚骨移植物在下表面脱皮，直到松质骨。肩胛下肌腱的口侧裂（图3.65）完成后，将喙突骨移植物与连接的肌腱

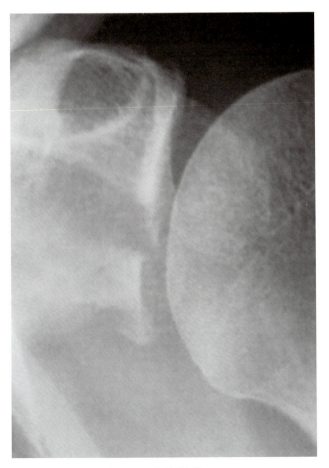

图3.62 （AP图）软骨下硬化线断裂

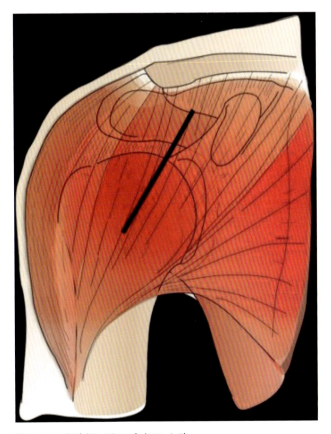

图3.63 皮肤切口和三角切口入路

一起移植到脱皮的前关节盂缘。喙突骨移植物位于赤道以下，距关节盂软骨不小于2 mm（图3.66）。

喙突骨移植物纵向放置，并用两个双皮质部分处理（直径4 mm）空心螺钉和最终的微型楔形钢板固定到位，以改善压缩（图3.67）。

微型楔形钢板设计具有特殊的特点，每一个都

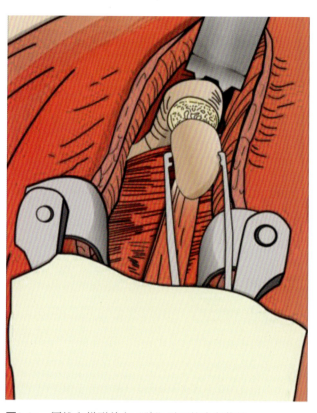

图3.64　圆锥和梯形前方"膝"平面的喙突截骨

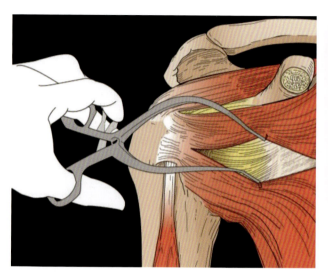

图3.65　肩胛下裂

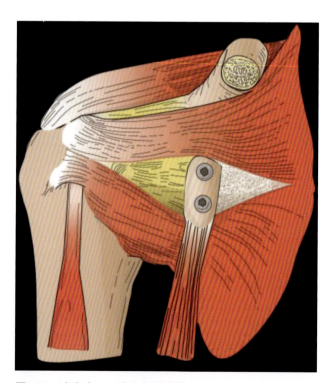

图3.66　喙突在3～6点之间的定位

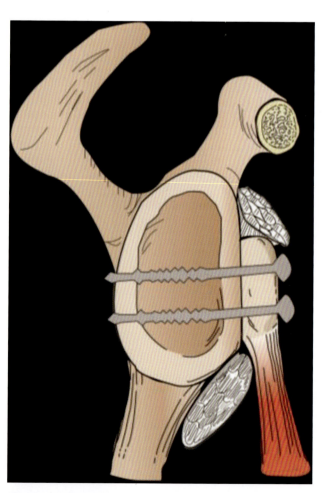

图3.67　肩胛颈喙突受压

对应一个生物力学功能。它有一个楔形的文件。钢板的楔状物如果置于中间受压，使喙突骨移植物向内侧旋转，从而改善骨喙突骨移植物与肩胛骨表面的匹配。

它有一个包含8个配置的图，允许在背部倾斜的喙突表面上钢板有更好的扭转方向。4个钉子用于提高钢板骨块的稳定性，2个螺钉孔用于拉力螺钉的插入。这些特征使钢板能够将载荷均匀地分配到骨骼上。

术后康复必须考虑以下因素：

1. 外科手术的生物特异性愈合率：皮肤切口、劈开平面、囊膜切开术、腱切断术或肌腱断裂；在这种情况下，肩胛骨颈部喙突移植物的骨–骨愈合至关重要。
2. 神经肌肉和本体感觉的恢复：对于受影响的身体部位，必须是渐进的，并且与生物学上的横倾时间相一致，但对于累及肩部以外的运动链连接，恢复速度可能更快。
3. 恢复工作和/或体育活动。

3.7 Latarjet技术后的康复

使用Latarjet重建术后的恢复能力在恢复肌肉骨骼和本体感觉功能方面起着决定性的作用。下一章将介绍为这种特殊术后情况制定适当康复方案的方法和工具。

如前所述，一个好的患者康复方案必须包括骨科医生和理疗师。

重要的是，参与任何康复方案的患者都必须以个人的身份处理问题，这些问题从手术后的具体情况到他们特定的情绪状态。

事实上，经验建议不要采用标准化的康复方案，而是在既定目标的框架内引入一系列旨在恢复盂肱关节功能的训练，但要根据个人身体康复的速度和每个患者的主观状态来实施。如果由专业设备管理，水疗在康复方案中可能发挥重要作用。

- 0～2周：在Laterjet手术后，要求患者将患肢用吊索固定（图3.68）。

  出院时，患者将接受肩胛骨轻度回缩练习（图3.69），以保持正确的肩胛围姿势和朝向。由于外科手术需要移植喙突，使二头肌短头和喙肱肌（参与肘关节屈伸和前臂旋前和旋后的肌肉），任何涉及这些的动作都必须小心进行，绝不能触发一道痛苦的弧线。此外，必须向患者提供明确的指示，任何外翻/伸展和旋前/旋后都必须以自助方式进行（图3.70）。
- 第15天：拆线和临床控制

  拆线后，有可能在无皮下血肿或发热的患者中确定有可能在盂肱关节形成无端粘连的患者，在我们的临床实践中，定义为外旋低于20%。这些易粘连的患者应在专家组的监督下立即开始康复。未出现无毛粘连警告症状的患者通常在术后第21天开始理疗。
- 第21天：开始康复时，患者必须无痛或疼痛最小。

治疗进程的标准

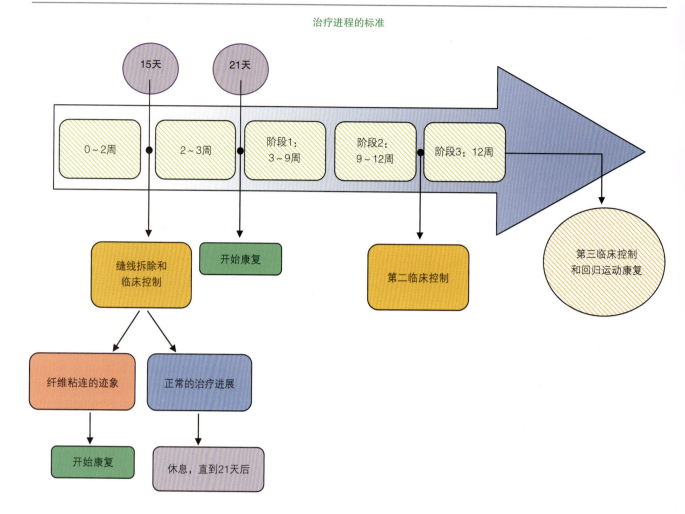

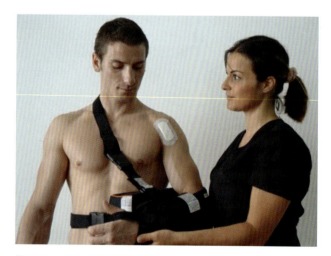

图3.68 去除支具前适应悬吊

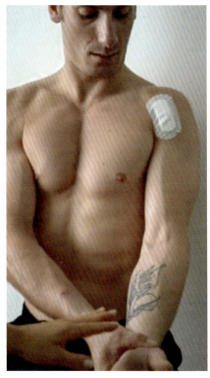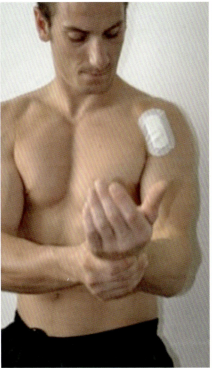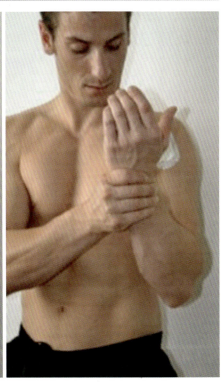

图3.69 无悬吊辅助的肘关节伸展

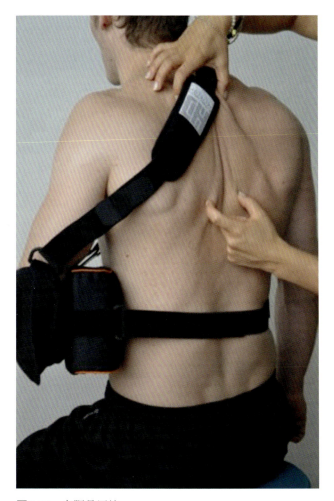

图3.70 肩胛骨回缩

3.8 开始体检

- 姿势：

  由于吊带引起的牵拉，患者的姿势可能会改变（图3.71）。

  康复团队必须妥善处理改变的姿势。在这个初始阶段，恢复正确的姿势是决定性的，因为它将促进后续运动，增强肌肉力量，并提高一般运动表现。正确的姿势可以优化运动链的力量，加强近端肢体和远端关节肌肉结构（图3.72）[149]。

- 肩胛骨控制：

  这个阶段的理疗目的是通过特殊的肩胛骨闭合练习来保持良好的肩胛骨控制（图3.74、图3.75），并允许前部结构轻轻拉伸（图3.73）[150]。这些是开始理疗程序的第一个练习。但是，只有当患者感觉不到疼痛时，才能进行。早期肌肉再激活旨在防止抑制和失去神经肌肉控制[151]。

  史密斯提出的运动进程是肩胛骨时钟，患者将手放在墙上，手臂抬高不到90°。

  在这种情况下，三角肌和肩袖肌的肌电活动可以忽略不计，证明这是一种安全的运动，专门

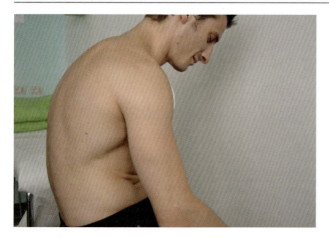

图3.71 佩戴吊带约3周后改变姿势

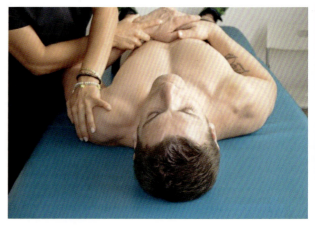

图3.73 肩前结构的"S"形缝合。通常胸肌缩短或挛缩导致肩胛骨前部倾斜

用于招募中/下斜方肌和前锯肌。

提出肩胛骨牵拉和肩带抬高-凹陷[149,150,152]。

我们更喜欢第一个练习（肩胛骨牵拉和收缩）（图3.75），因为它可以激活下斜方肌和中斜方肌，因此有助于避免肩胛带抬高和肩胛骨运动障碍的可能代偿。然而，作者提出的其他运动也适当地激活了肩胛胸肌。特别是，肩胛骨的活动性压低会触发前锯肌的高肌电活动，而收缩则会激活下斜方肌和中斜方肌。

• ROM：一般来说，术后残余被动活动范围在肩胛胸平面内不应小于50° 被动和主动仰角。如果要避免囊膜挛缩和关节活动度逐渐恢复，开始进行性被动运动，尤其是盂肱关节是必要的。

小贴士：

肩胛下裂与肩胛下腱切开术（图3.76a，b）

• 由于肩胛下裂手术不涉及肩胛下肌从大结节脱离，因此不需要考虑肌腱-骨愈合期。因此，内旋和外旋练习可以更早开始。另一方面，肩胛下肌腱切开术在术后第6周需要更加谨慎，包括主动和被动的外旋和主动的内旋。

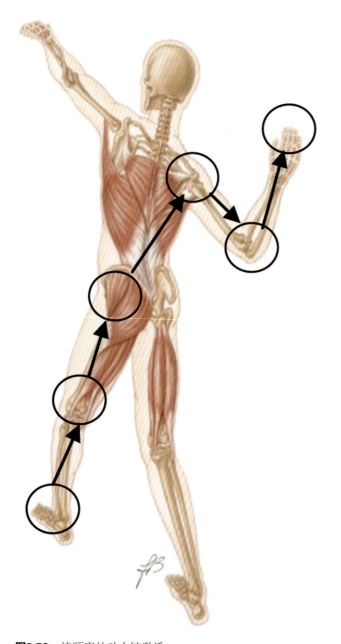

图3.72 按顺序的动力链激活

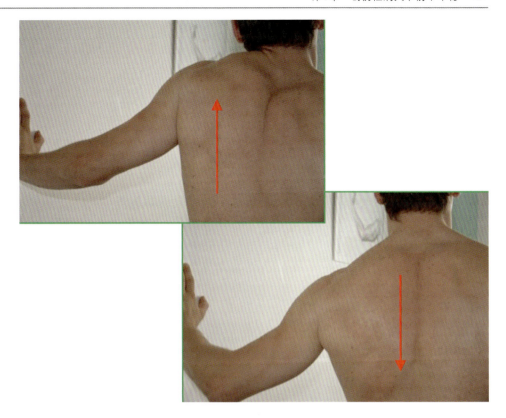

图3.74 肩胛骨时钟运动：
上移和下降

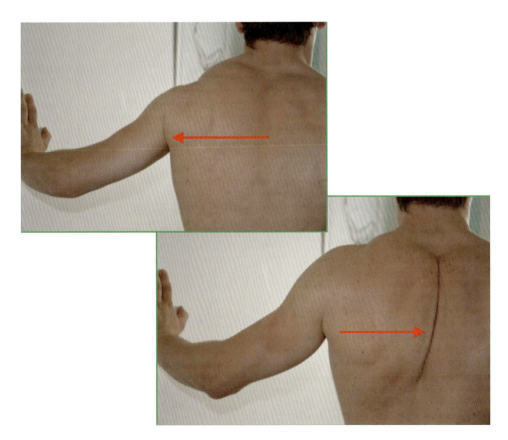

图3.75 肩胛骨时钟运动：
收缩和延长

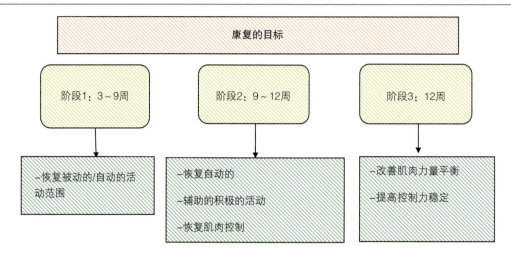

康复的目标

阶段1：3~9周	阶段2：9~12周	阶段3：12周
–恢复被动的/自动的活动范围	–恢复自动的 –辅助的积极的活动 –恢复肌肉控制	–改善肌肉力量平衡 –提高控制力稳定

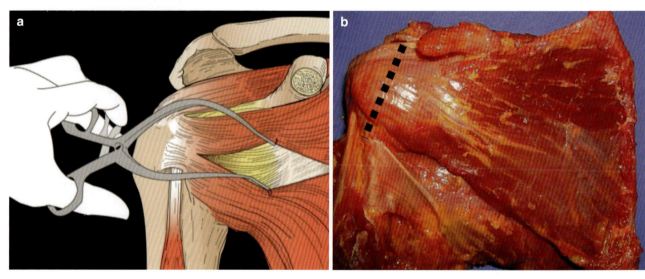

图3.76 （a）肩胛下裂；（b）肩胛下肌腱切断术（黑色虚线）

小贴士：

本体感觉是什么？

- 本体感觉是一种特殊的感觉方式，它提供有关肢体位置和运动方向的信息。这种传入感觉反馈在调节肩关节的肌肉控制中可能很重要[153-155]。

- 评估核心稳定性：在第一阶段，重要的是评估患者姿势和核心稳定性，以便在康复过程中制定正确的目标序列。正如Kibler解释的[156,157]，不同的身体片段在动力链激活序列中扮演着特殊的角色。臀部、骨盆和脊椎的肌肉和关节（统称为核心）位于中心，如果远端节段要执行其特定功能，则可以执行身体所需的许多稳定功能。因此，"核心稳定性"为远端肢体活动和功能提供了近端稳定性。

在评估核心稳定性和力量时，重要的是评估肌肉在偏心、负载吸收功能中的工作情况、处于闭合链状态的身体各部分以及躯干运动的3个平面上的合成运动。在站立平衡测试中，要求患者单腿站立，并且没有进一步的语言提示。一个被称为Trendelenburg征的阳性测试结果是当髋部下降到无支撑的一侧（图3.77a，b）。这表明无法控制姿势，表明近端核心无力[156]。

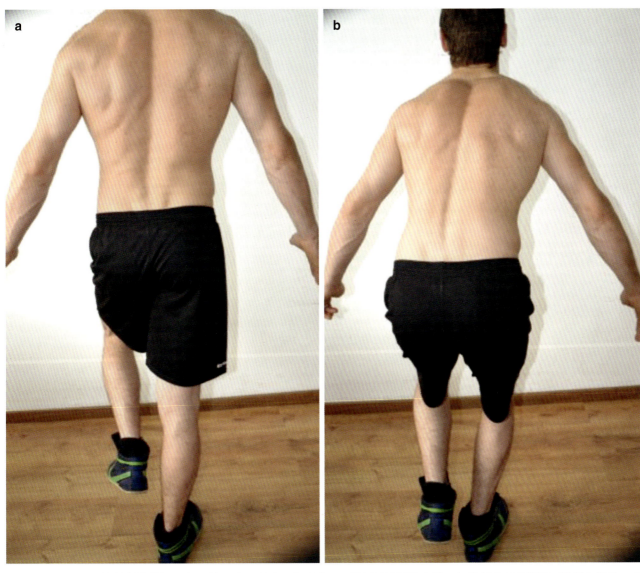

图3.77 （a，b）特伦德伦伯格氏征。单足独立试验，患肢站立，健侧屈髋屈膝上提，如健侧骨盆及臀褶下降即为阳性。意义：多见臀中、小肌麻痹，髋关节脱位及陈旧性股骨颈骨折或发育性髋关节脱位

第一阶段：3～9周

考虑到术后的生物愈合时间和患者的疼痛阈值（如果有的话），康复的重点是恢复正常的关节运动，恢复肩关节的生理活动范围。

目的	方法
保护和保存手术修复	符合患者手术重建后生物愈合时间
	以平卧的姿势睡觉，在肘部放一条毛巾，以防止肩膀过伸
	侧卧睡姿时，将毛巾放在腋窝下，使肩膀处于中性位置
减少炎症和疼痛	经常使用冷冻方法治疗疼痛和炎症
实现被动运动范围（PROM）的逐步恢复	物理治疗师的被动活动和患者保持肩胛胸椎平面高度低于90°和15°/20°的外旋的自我辅助锻炼（图3.78a）
	仰卧位被动臂仰卧位（图3.78b）
增强/确保足够的肩胛骨功能	肩胛时钟练习（图3.74和图3.75）
	肩胛骨等长运动
	挤压球运动（图3.85）
	低位摆手运动（图3.79），双手滑翔动作（图3.80）
恢复本体感受	本体感觉球运动

- 恢复ROM：随着结缔组织逐渐愈合，ROM锻炼逐渐增加，能够成功地适应更大的压力。在这个阶段推进无痛ROM对于在下一阶段向完整ROM迈进是必不可少的。必须鼓励患者在无痛范围内通过主动辅助ROM练习和被动活动完成关节活动（图3.78a，b）。
- 增强/确保足够的肩胛骨功能：Kibler等[105]在闭合运动链（CKC）和无ROM的情况下，通过增加肩胛外旋转和后倾斜度的低排运动，以及诱发肩胛骨回缩的下滑脱运动，证明前斜方锯齿和下斜方肌已被激活（图3.79、图3.80）。由于肌肉张力可能会降低，因此必须采用特殊的神经肌肉促进策略[150]，以恢复关节痉挛并防止代偿[149,150,152]。Kibler等[105]提出开放式动力链（OKC）练习：割草机（图3.81a，b），一种从对侧腿经过躯干到同侧手臂的对角运动模式，由于髋关节的伸展和旋转的促进作用，有助于纠正肩胛骨的回缩位置。

　　抢劫练习（图3.82a，b）是一种OKC练习，激活肩胛周围区域。这里也招募了下斜方肌和前锯齿，但这一次是通过臀部和躯干的伸展，从屈伸的姿势开始，双臂两侧伸展，肘部弯曲内收[158]。

- 本体感觉神经肌肉控制：

　　手术的主要目标不仅是恢复关节脱位时失去的机械约束，而且还恢复关节损伤后产生的本体感觉缺陷[154]。恢复本体感觉和神经肌肉控制必须与恢复运动范围同步进行。

　　首先，可以实施温和但非常有用的神经肌肉控制练习，从仰卧姿势开始，以避免上斜方肌的激活，如第一章所述。

- 受累肢体必须用小毛巾支撑（图3.83a），以便在肩胛平面获得正确的肩关节机械位置。手肘呈90°角，手紧闭，要求患者逆着理疗师沿前臂施加的力向后推（图3.83b）。当然，这个练习必须在痛阈下进行。

　　锻炼难度将逐渐增加。根据患者反应的改善，在施加阻力、本体感觉反应以及在不同平面上采用不同的手臂位置来增加运动量（图3.83c）。

- 生理球等长收缩，促进本体感觉意识。这个练习包括一个系统的运动管理和控制模式，可以消除视觉反馈（闭上眼睛）和弯曲膝盖来增加动能链能量（图3.84）。

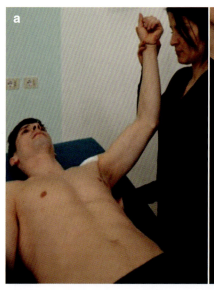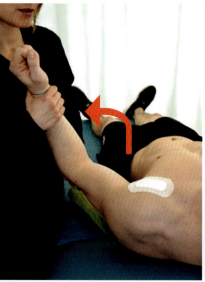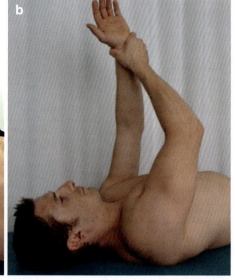

图3.78　（a）15°和20°之间的外部旋转被动运动；（b）仰卧。用一只手握住受影响的手臂肘部。利用另一只手臂的力量，向上提起受影响的手臂，好像要将手臂拉到90°，慢慢地将手臂放回床上

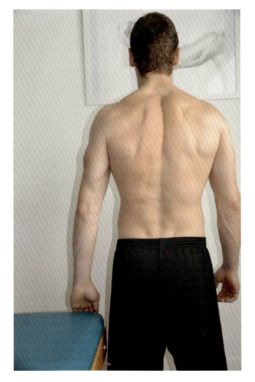

图3.79 低拉力

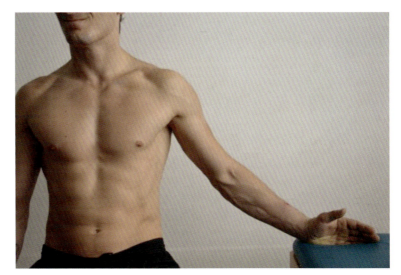

图3.80 肱骨头下滑

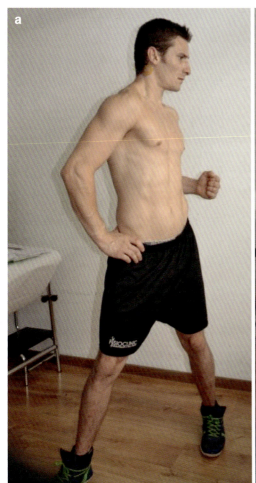

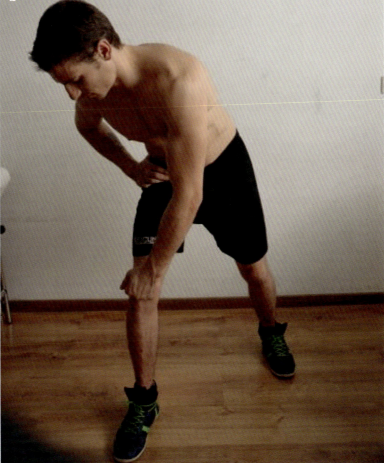

图3.81 （a）初始位置：闭合运动链中肩胛骨收缩运动；（b）割草机最终位置

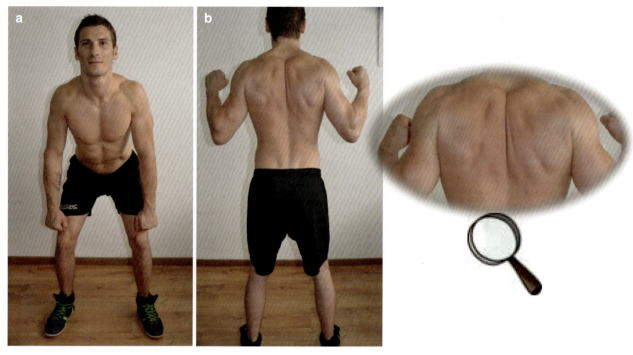

图3.82　（a）外展：开始位置；（b）外展：最终位置

小贴士：

- 在6～12周之间，肩胛下裂开和喙突愈合越来越多。从这一刻起，我们可以开始从生物力学的角度来拉伸这些结构。

小贴士：

　　重要的是，手臂外展到肩胛平面20°左右，以确保最佳的生物力学对准。

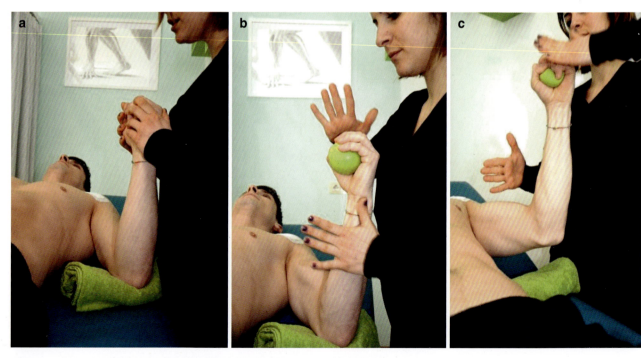

图3.83　（a～c）手臂在空间无支撑的情况下逐渐进行更难的本体感觉训练

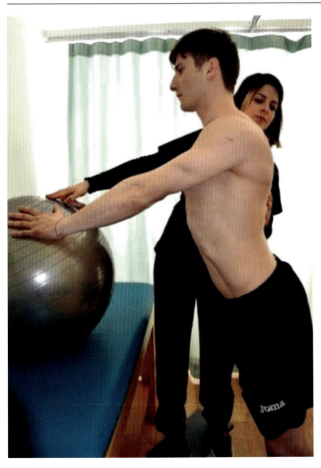

图3.84 生理球等长收缩

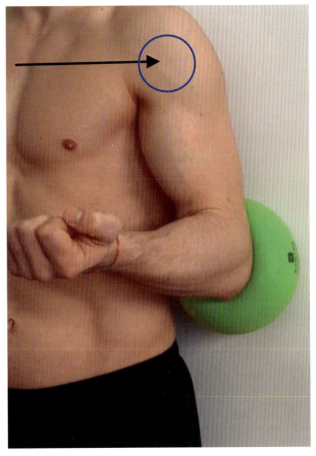

图3.85 挤球练习

第二阶段：9~12周

第9周后，如果患者肩胛骨平面被动-主动抬高关节活动度不低于90°，且完全无疼痛，则可进入下一个治疗阶段。

目的	方法
尊重患者的生物治愈意愿	如有需要，继续冷冻治疗
逐步增加主动和被动ROM恢复	被动、自助、逐步主动动员
强调锻炼下斜方肌、中斜方肌和前锯肌，增加肩胛骨回缩力量，建立肌肉平衡	强调肩胛胸肌群锻炼
	侧卧位，有或没有外旋运动的练习，以锻炼中斜方肌和下斜方肌（图3.87和图3.88）
	有或没有施加力量的等距练习
	俯卧运动可以改善中、下斜方肌（图3.89）
本体感受的恢复	肌肉收紧

- 在第2个主动ROM和AROM阶段，必须继续进行被动恢复。在90°以上仰角进行自我协助动员，伸展和主动练习（图3.86a，b）。
- 增强/确保足够的肩胛骨功能：加强肩胛胸肌同样重要的是肩胛骨闭合或捏捏捏，如图3.86a，b所示。患者侧卧，上臂下用毛巾支撑，以保持正确的肩关节位置[159]并闭合肩胛骨。患者的无重力侧躺姿势有助于他的动作。此外，De Mey等[160]已经证明，这个姿势抑制了上斜方肌，而是专门用到了肌肉的中间和下部纤维，以保持正确的稳定。

Ludewig等[161]进一步确认这些练习的有效性，报告了在CKC俯卧撑加练习中上斜方肌和前锯齿的激活有显著不同（图3.90）。在正相时，当患者弯曲他的肘部向胸壁移动，并在这样做时捏住他的肩胛骨——所有的前锯肌纤维都会最大限度地接合。

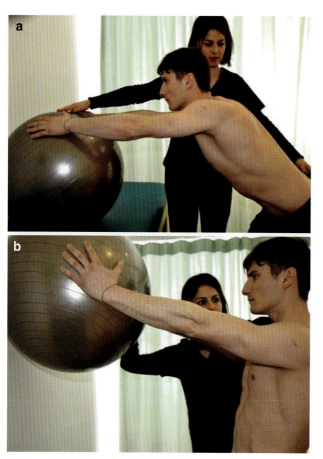

图3.86　（a，b）肩关节运动弧逐渐恢复

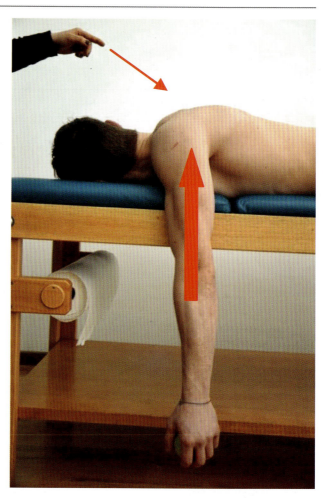

图3.89　下斜方肌和中斜方肌完全激活

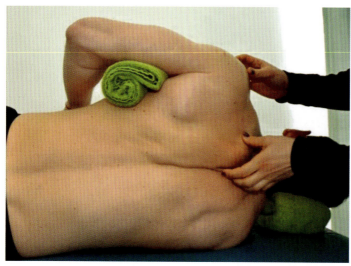

图3.87　侧卧位，选择性激活下斜方肌和中斜方肌

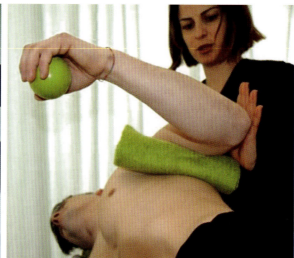

图3.88　随后结合外旋

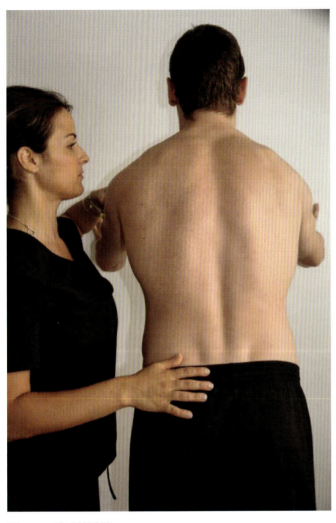
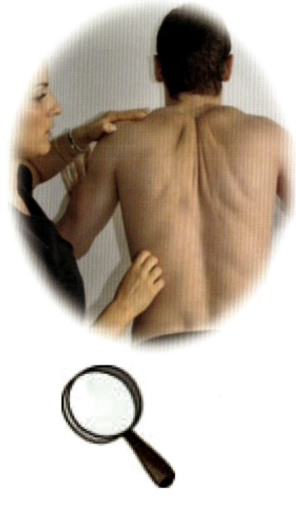

图3.90 墙式俯卧撑

第三阶段：12周体育融合

第3次临床检查在第三阶段开始时进行。理疗师应该考虑到骨到骨的愈合发生在第3个月。外科医生必须确认完整的ROM不低于对侧90%的范围，然后才允许逐渐和渐进地恢复到特定的运动动作。事实上，肩部不能被视为一个单独的肌肉群，而是由一个简单而复杂的同心环系统激活的动力链的一个组成部分，同心环系统在远端被激活，然后调动所有，甚至是最小的近端肌肉纤维[149,150]。因此，这一阶段只应在神经肌肉控制良好并已完成CKC练习的患者中开始，同时还应进行其他简单的OKC动作，如割草机和外展（图3.81a，b、图3.82a，b）在进入第三阶段的OKC练习之前。

目的	方法
提高运动范围和回复完整ROM	物理治疗师和自我辅助的主动拉伸（图3.91）
	睡眠伸展运动（图3.92）
	伸展前结构以避免僵硬
	伸展前结构以避免僵硬
改善肌肉的平衡	墙面俯卧撑（图3.90）
	单侧锯肌前凸肌（图3.94）
改善本体感觉和肌肉稳定性	综合弹性练习
	综合重量练习

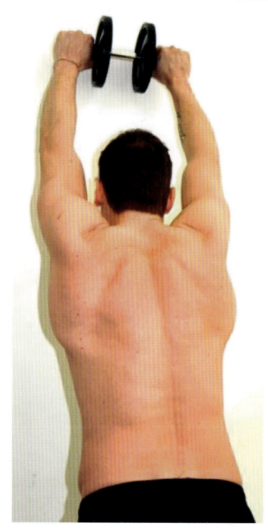

图3.91 改善拉伸

• 增强/确保足够的肩胛骨功能：在第三阶段，患者可以在任何平面上自由移动手臂。在恢复活动度（90°）后，现在的目标是让患者恢复其特定的运动活动（图3.95）。然而，只有在先前阶段完全恢复肌肉力量和神经本体感觉控制的情况下，这才有可能。Hardwick等展示某些运动如何在90° ROM以上的位置特别激活前锯肌纤维。

　　一个完美的例子是封闭的动力链运动，包括最大限度地激活前锯肌（图3.93）。手臂放在肩胛平面上，患者的手轻轻地向外靠墙。Hardwick等[162]已经证明了这项运动是完全无痛的，因为它是在CKC进行的，而且它的优点是可以激活下斜方肌。

• 逐步恢复体育活动，并在6个月后进行最终临床检查：最终康复期包括体育专项活动，包括对相关区域进行更密集的强化，具体由专业训练团队决定，同时考虑到运动员所接受的手术和产生的力量，以及神经肌肉缺陷。

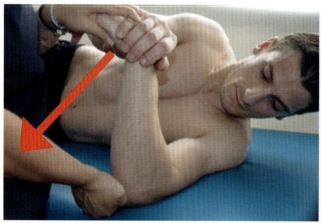
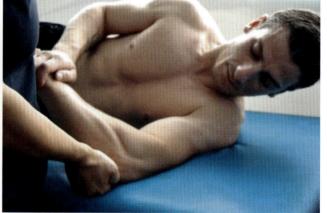

图3.92 轨枕拉伸

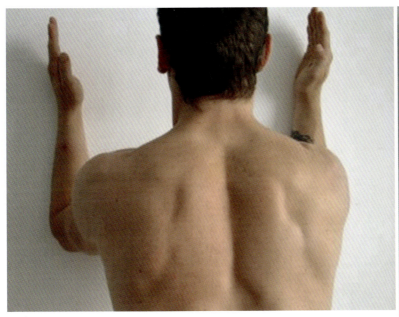
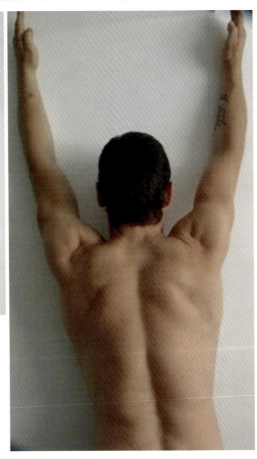

图3.93 滑动墙

图3.94 Reinold提出的双侧前锯突的变化

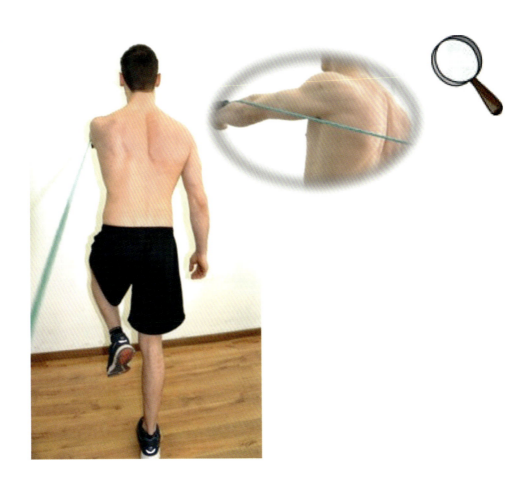

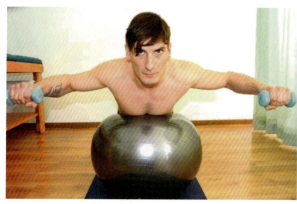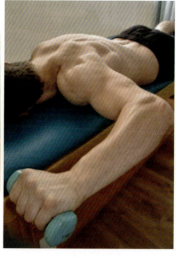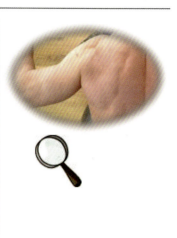

图3.95 由于球引起的核心不稳定，导致神经肌肉激活，球上俯卧姿势激活肩胛肌

参考文献

[1] Saha AK (1983) Mechanism of shoulder movements and a plea for the recognition of "zero position" of glenohumeral joint. Clin Orthop 173:3–10

[2] Neumann DA (2002) Kinesiology of the musculoskeletal system: foundations for physical rehabilitation. Mosby, St Louis

[3] Kapandji IA (1985) The physiology of the joints. Upper extremity. Churchill Livingstone, Philadelphia

[4] Ellenbecker TS (2006) Shoulder rehabilitation: non-operative treatment. Thieme, New York

[5] Inman VT, Saunders JB, Abbott LC (1944) Observations on the function of the shoulder joint. J Bone Joint Surg 26(1):1–30

[6] Weiner DS, MacNab I (1970) Superior migration of the humeral head. J Bone Joint Surg Br 52:524–527

[7] Burkhart SS, Morgan CD, Kibler WB (2003) The disabled throwing shoulder: spectrum of pathology Part I: pathoanatomy and biomechanics. Arthroscopy 19(4):404–420

[8] Bagg SD, Forrest WJ (1988) A biomechanical analysis of scapular rotation during arm abduction in the scapular plane. Arch Phys Med Rehabil 67:238–245

[9] Hsu AT, Chang JH, Chang CH (2002) Determining the resting position of the glenohumeral joint: a cadaver study. J Orthop Sports Phys Ther 32(12):605–612

[10] Kaltenborn FM (1989) Manual mobilization of the extremity joints. Olaf Norlis Bokhandel, Oslo

[11] Magee DJ (2009) Orthopaedic physical assessment, 5th edn. Saunders, St Louis

[12] Abboud JA, Soslowsky LJ (2002) Interplay of the static and dynamic restraints in glenohumeral instability. Clin Orthop Relat Res 400:48–57

[13] Itoi E, Morrey BF, An KN (2009) Biomechanics of the shoulder. In: Rockwood C Jr, Matsen FA III, Wirth MA, Lippitt SB (eds) The shoulder, 4th edn. Saunders/Elsevier, Philadelphia, pp 213–265

[14] Itoi E (2004) Pathophysiology and treatment of a traumatic instability of the shoulder. J Orthop Sci 9(2):208–213

[15] Boileau P, Villalba M, Héry JY, Balg F, Ahrens P, Neyton L (2006) Risk factors for recurrence of shoulder instability after arthroscopic Bankart repair. J Bone Joint Surg Am 88:1755–1763

[16] Mologne TS, McBride MT, Lapoint JM (1997) Assessment of failed arthroscopic anterior labral repairs. Findings at open surgery. Am J Sports Med 25:813–817

[17] Calandra JJ, Baker CL, Uribe J (1989) The incidence of Hill-Sachs lesions in initial anterior shoulder dislocations. Arthroscopy 5(4):254–257

[18] Rowe CR, Zarins B, Ciullo JV (1984) Recurrent anterior dislocation of the shoulder after surgical repair. Apparent causes of failure and treatment. J Bone Joint Surg Am 66:159–168

[19] Hill HA, Sachs MD (1940) The groove defect of the humeral head. A frequently unrecognized complication of dislocations of the shoulder joint. Radiology 35:690–700

[20] Bigliani LU, Newton PM, Steinmann SP, Connor PM, McIlveen SJ (1998) Glenoid rim lesions associated with recurrent anterior dislocation of the shoulder. Am J Sports Med 26:41–45

[21] Rowe CR, Patel D, Southmayd WW (1978) The Bankart procedure: a long-term end-result study. J Bone Joint Surg Am 60:1–16

[22] Ungersböck A, Michel M, Hertel R (1995) Factors influencing the results of a modified Bankart procedure. J Shoulder Elbow Surg 4:365–369

[23] Richards RD, Sartoris DJ, Pathria MN, Resnick D (1994) Hill-Sachs lesion and normal humeral groove: MR imaging features allowing their differentiation. Radiology 190(3):665–668

[24] Armitage MS, Faber KJ, Drosdowech DS, Litchfield RB, Athwal GS (2010) Humeral head bone defects: remplissage, allograft, and arthroplasty. Orthop Clin North Am 41(3):417–425

[25] Bankart ASB (1923) Recurrent or habitual dislocation of the shoulder joint. BMJ 2:1132–1133

[26] Henry JH, Genung JA (1982) Natural history of glenohumeral dislocation: revisited. Am J Sports Med 10:135–137

[27] Hovelius L, Eriksson K, Fredin H et al (1983) Recurrences after initial dislocation of the shoulder: results of a prospective study of treatment. J Bone Joint Surg Am 65:343–349

[28] Kralinger FS, Golser K, Wischatta R, Wambacher M, Sperner G (2002) Predicting recurrence after primary anterior shoulder dislocation. Am J Sports Med 30:116–120

[29] Norlin R (1994) Use of Mitek anchoring for Bankart repair: a comparable, randomized, prospective study with traditional bone sutures. J Shoulder Elbow Surg 3:381–385

[30] Townley CO (1950) The capsular mechanism in recurrent dislocation of the shoulder. J Bone Joint Surg Am 32:370–380

[31] Burkhart SS, De Beer JF (2000) Traumatic glenohumeral bone defects and their relationship to failure of arthroscopic Bankart repairs: significance of the inverted-pear glenoid and the humeral engaging Hill-Sachs lesion. Arthroscopy 16:677–694

[32] Griffith JF, Antonio GE, Tong CWC, Ming CK (2003) Anterior shoulder dislocation: quantification of glenoid bone loss with CT.

AJR Am J Roentgenol 180:1423–1430

[33] Singson RD, Feldman F, Bigliani L (1987) CT arthrographic patterns in recurrent glenohumeral instability. AJR Am J Roentgenol 149:749–753

[34] Fujii Y, Yoneda M, Wakitani S et al (2006) Histologic analysis of bony Bankart lesions in recurrent anterior instability of the shoulder. J Shoulder Elbow Surg 15:218–223

[35] Baudi P, Righi P, Bolognesi D et al (2005) How to identify and calculate glenoid bone deficit. Chir Organi Mov 90:145–152

[36] Sugaya H, Moriishi J, Dohi M et al (2003) Glenoid rim morphology in recurrent anterior glenohumeral instability. J Bone Joint Surg Am 85:878–884

[37] d'Elia G, Di Giacomo A, D'Alessandro P et al (2008) Traumatic anterior glenohumeral instability: quantification of glenoid bone loss by spiral CT. Radiol Med 113:496–503

[38] Flower WH (1861) On the pathological changes produced in the shoulder-joint by traumatic dislocation, as derived from an examination of all the specimens illustrating this injury in the museums of London. Trans Pathol Soc London 12:17–201

[39] Eve FS (1880) A case of sub-coracoid dislocation of the humerus, with the formation of an indentation on the posterior surface of the head, the joint being unopened; with remarks on the mode of production of fracture of the anatomical neck, with dislocation. Med Chir Trans 63:317–321

[40] Hermodsson I (1934) Rontgenologischestudienuber die traumatischen und habituellen schultergelenkverrenkungen nach vom und nach unten. Acta Radiol Suppl 20:1–173

[41] Neer CS, Rockwood CA (1984) Fracture;-and dislocations of the shoulder. In: Rockwood CA, Green EP (eds) Fractures in adults. J.B. Lippincott, Philadelphia, pp 675–985

[42] Čičak N, Bilić R, Delimar D (1998) Hill-Sachs lesion in recurrent shoulder dislocation: sonographic detection. J Ultrasound Med 17:557–560

[43] Itoi E, Yamamoto N, Kurokawa D, Sano H (2013) Bone loss in anterior instability. Curr Rev Musculoskelet Med 6(1):88–94

[44] Owens BD, Nelson BJ, Duffey ML, Mountcastle SB, Taylor DC, Cameron KL, Campbell S, DeBerardino TM (2010) Pathoanatomy of first-time, traumatic, anterior glenohumeral subluxation events. J Bone Joint Surg Am 92(7):1605–1611

[45] Cetik O, Uslu M, Ozsar BK (2007) The relationship between Hill-Sachs lesion and recurrent anterior shoulder dislocation. Acta Orthop Belg 73(2):175–178

[46] Yamamoto N, Itoi E, Abe H et al (2007) Contact between the glenoid and the humeral head in abduction, external rotation, and horizontal extension: a new concept of glenoid track. J Shoulder Elbow Surg 16:649–656

[47] Di Giacomo G, Itoi E, Burkhart S (2014) Evolving concept of bipolar bone loss and the Hill-Sachs lesion: from "engaging/nonengaging" lesion to "on-track/off-track" lesion. Arthroscopy 30(1):90–98

[48] Metzger PD, Barlow B, Leonardelli D, Peace W, Solomon DJ, Provencher MT (2013) Clinical application of the "glenoid track" concept for defining humeral head engagement in anterior shoulder instability. Orthop J Sports Med 1(2):1–7

[49] Kaar SG, Fening SD, Jones MH, Colbrunn RW, Miniaci A (2010) Effect of humeral head defect size on glenohumeral stability: a cadaveric study of simulated Hill-Sachs defects. Am J Sports Med 38:594–599

[50] Sekiya JK, Wickwire AC, Stehle JH, Debski RE (2009) Hill-Sachs defects and repair using osteoarticular allograft transplantation: biomechanical analysis using a joint compression model. Am J Sports Med 37:2459–2466

[51] Cho SH, Cho NS, Rhee YG (2011) Preoperative analysis of the Hill-Sachs lesion in anterior shoulder instability: how to predict engagement of the lesion. Am J Sports Med 39:2389

[52] Warner JJP, Gerber C, Itoi E, Lafosse L (2013) Shoulder instability: an international perspective on treatment. ICL 107. Presented at the 2013 annual meeting of the American Academy of Orthopaedic Surgeons, Chicago, March 2013

[53] Provencher MT, Abrams JS, Boileau P, Ryu RKN, Tokish JM (2013) Challenging problems in shoulder instability: how to get it right the first time and what to do if you don't. ICL 282. Presented at the 2013 annual meeting of the American Academy of Orthopaedic Surgeons, Chicago, March 2013

[54] Kurokawa D, Yamamoto N, Nagamoto H et al (2013) The prevalence of a large Hill-Sachs lesion that needs to be treated. J Shoulder Elbow Surg 22:1285–1289

[55] Kelkar R, Wang VM, Flatow EL et al (2001) Glenohumeral mechanics. A study of articular geometry, contact, and kinematics. J Shoulder Elbow Surg 10:73–84

[56] Kirkley A, Werstine R, Ratjek A, Griffin S (2005) Prospective randomized clinical trial comparing the effectiveness of immediate arthroscopic stabilization versus immobilization and rehabilitation in first traumatic anterior dislocations of the shoulder: long-term evaluation. Arthroscopy 21(1):55–63

[57] Bottoni CR, Wilckens JH, DeBerardino TM et al (2002) A prospective, randomized evaluation of arthroscopic stabilization versus nonoperative treatment in patients with acute, traumatic, first-time shoulder dislocations. Am J Sports Med 30:576–580

[58] Jones KJ, Wiesel B, Ganley TJ, Wells L (2007) Functional outcomes of early arthroscopic Bankart repair in adolescents aged 11 to 18 years. J Pediatr Orthop 27:209–213

[59] Hovelius L, Augustini BG, Fredin H, Johansson O, Norlin R, Thorling J (1996) Primary anterior dislocation of the shoulder in young patients. A ten year prospective study. J Bone Joint Surg Am 78:1677–1684

[60] Aronen JG, Regan K (1984) Decreasing the incidence of recurrence of first time anterior shoulder dislocations with rehabilitation. Am J Sports Med 12:283–291

[61] Deitch J, Mehlman CT, Foad SL, Obbehat A, Mallory M (2003) Traumatic anterior shoulder dislocation in adolescents. Am J Sports Med 31:758–763

[62] Rowe CR (1980) Acute and recurrent anterior dislocation of the shoulder. Orthop Clin North Am 11:253–270

[63] Simonet WT, Melton LJ, Cofield RH, Iltrup DM (1984) Incidence of anterior shoulder dislocation in Olmsted County, Minn. Clin Orthop Relat Res 186:186

[64] Kim D-S, Yoon Y-S, Yi CH (2010) Prevalence comparison of accompanying lesions between primary and recurrent anterior dislocation in the shoulder. Am J Sports Med 38:2071

[65] Balg F, Boileau P (2007) The instability severity index score. A simple pre-operative score to select patients for arthroscopic or open shoulder stabilisation. J Bone Joint Surg Br 89-B:1470–1477

[66] Broca A, Hartmann H (1890) Contribution a l'étude des luxations d'épaule (luxations dites incomplètes, décollements périostiques, luxations directes et luxations indirectes). Bull Soc Anat 4:312–336

[67] Delorme DHD (1910) Die Hemmungsbaender des Schultergelenks und ihre Bedeutung fuer die Schulterluxationen. Arch Klein Chir 92:72–101

[68] Taylor DC, Arciero RA (1997) Pathologic changes associated with shoulder dislocations: arthroscopic and physical examination findings in first time, traumatic anterior dislocations. Am J Sports Med 25(3):306–311

[69] Purchase RJ, Wolf EM, Hobgood ER, Pollock ME, Smalley CC (2008) Hill-Sachs "remplissage": an arthroscopic solution for the engaging Hill-Sachs lesion. Arthroscopy 24:723–726

[70] Boileau P, O'Shea K, Vargas P, Pinedo M, Old J, Zumstein M (2012) Anatomical and functional results after arthroscopic Hill-Sachs remplissage. J Bone Joint Surg Am 94:618–626

[71] Haviv B, Mayo L, Biggs D (2011) Outcomes of arthroscopic "remplissage": capsulotenodesis of the engaging large Hill-Sachs lesion. J Orthop Surg Res 6:29

[72] Koo SS, Burkhart SS, Ochoa E (2009) Arthroscopic double pulley remplissage technique for engaging Hill-Sachs lesions in anterior shoulder instability repairs. Arthroscopy 25:1343–1348

[73] Nourissat G, Kilinc AS, Werther JR, Doursounian L (2011) A prospective, comparative, radiological, and clinical study of the influence of the "remplissage" procedure on shoulder range of motion after stabilization by arthroscopic Bankart repair. Am J Sports Med 39:2147–2152

[74] Park MJ, Garcia G, Malhotra A, Major N, Tjoumakaris FP, Kelly JD IV (2012) The evaluation of arthroscopic remplissage by high-resolution magnetic resonance imaging. Am J Sports Med 40:2331–2336

[75] Park MJ, Tjoumakaris FP, Garcia G, Patel A, Kelly JD IV (2011) Arthroscopic remplissage with Bankart repair for the treatment of glenohumeral instability with Hill-Sachs defects. Arthroscopy 27:1187–1194

[76] Zhu YM, Lu Y, Zhang J, Shen JW, Jiang CY (2011) Arthroscopic Bankart repair combined with remplissage technique for the treatment of anterior shoulder instability with engaging Hill-Sachs lesion: a report of 49 cases with a minimum 2-year follow-up. Am J Sports Med 39:1640–1647

[77] Priest JD, Nagel DA (1976) Tennis shoulder. Am J Sports Med 4(1):28–42

[78] Young SW, Dakic J, Stroia K, Nguyen NL, Harris AHS, Safran MR (2004) High incidence of infraspinatus muscle atrophy in elite professional female tennis players. Am J Sports Med 43(8):1989–1993

[79] Safran M (2004) Nerve injury about the shoulder in athletes, part 1. Am J Sports Med 32(3):803–819

[80] Piatt BE, Hawkins RJ, Fritz RC, Ho CP, Wolf E, Schickendantz M (2002) Clinical evaluation and treatment of spinoglenoid notch ganglion cysts. J Shoulder Elbow Surg 11:600–604

[81] Kibler WB, Uhl TL, Maddux JW, Brooks PV, Zeller B, McMullen J (2002) Qualitative clinical evaluation of scapular dysfunction: a reliability study. J Shoulder Elbow Surg 11:550–556

[82] McMahon PJ, Jobe FW, Pink MM, Brault JR, Perry J (1996) Comparative electromyographic analysis of shoulder muscles during planar motions: anterior instability versus normal. J Shoulder Elbow Surg 5:118–123

[83] Kibler WB (1998) The role of the scapula in athletic shoulder function. Am J Sports Med 26:325–337

[84] Wilk KE, Reinold MM, Macrina LC, Porterfield R, Devine KM, Suarez K, Andrews JR (2009) Glenohumeral internal rotation measurements differ depending on stabilization techniques. Sports Health 1(2):131–136

[85] Ellenbecker TS, Roetert EP, Piorkowski PA, Schulz DA (1996) Glenohumeral joint internal and external rotation range of motion in elite junior tennis players. J Orthop Sports Phys Ther 24:336–341

[86] McFarland EG, Torpey BM, Carl LA (1996) Evaluation of shoulder laxity. Sports Med 22:264–272

[87] Pagnani MJ, Warren RF (1994) Stabilizers of the glenohumeral joint. J Shoulder Elbow Surg 3:73–90

[88] O'Brien SJ, Neves MC, Arnoczky SP et al (1990) The anatomy and histology of the inferior glenohumeral ligament complex of the shoulder. Am J Sports Med 18:449–456

[89] Hawkins RJ, Mohtadi NGH (1991) Clinical evaluation of shoulder instability. Clin J Sports Med 1:59–64

[90] Gerber C, Ganz R (1984) Clinical assessment of instability of the shoulder with special reference to anterior and posterior drawer tests. J Bone Joint Surg Br 66(4):551–556

[91] Altchek DW, Dines DW (1993) The surgical treatment of anterior instability: selective capsular repair. Oper Tech Sports Med 1:285–292

[92] Hawkins RJ, Schulte JP, Janda DH, Huckell GH (1996) Translation of the glenohumeral joint with the patient under anesthesia. J Shoulder Elbow Surg 5:286–292

[93] Ellenbecker TS, Bailie DS, Mattalino AJ et al (2002) Intrarater and interrater reliability of a manual technique to assess anterior humeral head translation of the glenohumeral joint. J Shoulder Elbow Surg 11(5):470–475

[94] Carter C, Wilkinson J (1964) Persistent joint laxity and congenital dislocation of the hip. J Bone Joint Surg Br 46:40–45

[95] Beighton P, Horan F (1969) Orthopaedic aspects of the Ehlers-Danlos syndrome. J Bone Joint Surg Br 51(3):444–453

[96] Juul-Kristensen B, Rogind H, Jensen DV, Remvig L (2007) Inter-examiner reproducibility of tests and critera for generalized joint hypermobility and benign joint hypermobility syndrome. Rheumatology (Oxford) 46(12):1835–1841

[97] Cameron KL, Duffey ML, DeBerardino TM, Stoneman PD, Jones CJ, Owens BD (2010) Association of generalized joint hypermo-

bility with a history of glenohumeral joint instability. J Athl Train 45(3):253–258

[98] Ellenbecker TS & Davies GJ (2016) Current Concepts in Rehabilitation of Rotator Cuff Pathology: Non-Operative and Post-Operative Considerations Orthopaedic Knowledge Update: Sports Medicine 5, Miller M (ed): American Academy of Orthopaedic Surgeons, Rosemont, IL

[99] Ellenbecker TS, Manske RC, Kelley MJ (2011) The shoulder: physical therapy patient management utilizing current evidence. In: Current concepts of orthopaedic physical therapy, 3rd edn. Orthopaedic Section APTA, LaCrosse

[100] Black KP, Lim TH, McGrady LM, Raasch W (1997) In vitro evaluation of shoulder external rotation after a Bankart reconstruction. Am J Sports Med 25:449–453

[101] Penna J, Deramo D, Nelson CO, Sileo MJ, Levin SM, Tompkins B, Ianuzzi A (2008) Determination of anterior labral repair stress during passive arm motion in a cadaveric model. Arthroscopy 24(8):930–935

[102] Fleck SJ, Kraemer WJ (1987) Designing resistance training programs. Human Kinetics Publishers, Champaign

[103] Moseley JB Jr, Jobe FW, Pink M, Perry J, Tibone J (1992) EMG analysis of the scapular muscles during a shoulder rehabilitation program. Am J Sports Med 20(2):128–134

[104] Decker MJ, Hintermeister RA, Faber KJ, Hawkins RJ (1999) Serratus anterior muscle activity during selected rehabilitation exercises. Am J Sports Med 27:784–791

[105] Kibler WB, Sciascia AD, Uhl TL, Tambay N, Cunningham T (2008) Electromyographic analysis of specific exercise for the scapular control in early phases of shoulder rehabilitation. Am J Sports Med 36(9):1789–1798. Epub 9 May 2008

[106] Tsuruike M, Ellenbecker TS (2015) Serratus anterior and lower trapezius muscle activities during multi-joint isotonic scapular exercises and isometric contractions. J Athl Train 50(2):199–210

[107] Ekstrom RA, Donatelli RA, Soderberg GL (2003) Surface electromyographic analysis of exercises and serraturs anterior muscles. J Orthop Sports Phys Ther 33(5):247–258

[108] Ellenbecker TS, Davies GJ (2000) The application of isokinetics in testing and rehabilitation of the shoulder complex. J Athl Train 35:338–350

[109] Jensen BR, Sjogaard G, Bornmyr S, Arborelius M, Jørgensen K (1995) Intramuscular laser-Doppler flowmetry in the supraspinatus muscle during isometric contractions. Eur J Appl Physiol Occup Physiol 71:373–378

[110] Rathbun JB, Macnab I (1970) The microvascular pattern of the rotator cuff. J Bone Joint Surg Br 52(3):540–553

[111] Ellenbecker TS, Cools A (2010) Rehabilitation of shoulder impingement syndrome and rotator cuff injuries: an evidence based review. Br J Sports Med 44(55):319–327

[112] Sakita K, Seeley MK, Myrer JW, Hopkins JT (2015) Shoulder-muscle electromyography during shoulder external rotation exercise with and without slight abduction. J Sport Rehabil 24:109–115

[113] Malanga GA, Jenp YN, Growney ES, An KN (1996) EMG analysis of shoulder positioning in testing and strengthening the supraspinatus. Med Sci Sports Exerc 28(6):661–664

[114] Ballantyne BT, O'Hare SJ, Paschall JL et al (1993) Electromyographic activity of selected shoulder muscles in commonly used therapeutic exercises. Phys Ther 73:668–677

[115] Blackburn TA, McLeod WD, White B, Wofford L (1990) EMG analysis of posterior rotator cuff exercises. J Athl Train 25:40–45

[116] Reinold MM, Wilk KE, Fleisig GS, Zheng N, Barrentine SW, Chmielewski T et al (2004) Electomyographic analysis of the rotator cuff and deltoid musculature during common shoulder external rotation exercises. J Orthop Sports Phys Ther 34(7):385–394

[117] Townsend H, Jobe FW, Pink M, Perry J (1991) Electromyography analysis of glenohumeral muscles during a baseball rehabilitation program. Am J Sports Med 19(3):264–272

[118] Wuelker N, Plitz W, Roetman B (1994) Biomechanical data concerning the shoulder impingement syndrome. Clin Orthop 303:242–249

[119] Carter AB, Kaminsky TW, Douex AT Jr, Knight CA, Richards JG (2007) Effects of high volume upper extremity plyometric training on throwing velocity and functional strength ratios of the shoulder rotators in collegiate baseball players. J Strength Cond Res 21(1):208–215

[120] Niederbracht Y, Shim AL, Sloniger MA, Paternostro-Bayles M, Short TH (2008) Effects of a shoulder injury prevention strength training program on eccentric external rotation muscle strength and glenohumeral joint imbalance in female overhead activity athletes. J Strength Cond Res 22(1):140–145

[121] Moncrief SA, Lau JD, Gale JR, Scott SA (2002) Effect of rotator exercise on humeral rotation torque in healthy individuals. J Strength Cond Res 16(2):262–270

[122] Ellenbecker TS, Davies GJ, Rowinski MJ (1988) Concentric versus eccentric isokinetic strengthening of the rotator cuff. Objective data versus functional test. Am J Sports Med 16(1):64–69

[123] Graichen H, Hinterwimmer S, von Eisenhart-Rothe R, Vogl T, Englmeir K-H, Eckstein F (2005) Effect of abduction and adducting muscle activity on glenohumeral translation, scapular kinematics and subacromial space width in vivo. J Biomech 38(4):755–760

[124] Bitter NL, Clisby EF, Jones MA, Magarey ME, Jaberzadeh S, Sandow MJ (2007) Relative contributions of infraspinatous and deltoid during external rotation in healthy shoulders. J Shoulder Elbow Surg 16(5):563–568

[125] Burkhart SS, Morgan CD (1998) The peel-back mechanism: its role in producing and extending posterior type II SLAP lesions and its effect on SLAP repair rehabilitation. Arthroscopy 14:637–640

[126] Harryman DT, Sidles JA, Clark JM, Mcquade KJ, Gibb TD, Matsen FA (1990) Translation of the humeral head on the glenoid with passive glenohumeral joint motion. J Bone Joint Surg 72A(9):1334–1343

[127] Matsen FA, Lippitt SB, Sidles JA, Harryman DT (1994) Practical evaluation and management of the shoulder. W.B. Saunders, Philadelphia

[128] McCabe RA, Orishimo KF, McHugh MP, Nicholas SJ (2007) Surface electromyographic analysis of the lower trapezius muscle during exercises performed below ninety degrees of shoulder elevation in healthy subject. N Am J Sports Phys Ther 2(1):34–43

[129] Chen SK, Simonian PT, Wickeiwicz TL, Otis JC, Warren RF (1999) Radiographic evaluation of glenohumeral kinematics: a muscle fatigue model. J Shoulder Elbow Surg 8(1):49–52

[130] Ebaugh DD, McClure PW, Karduna AR (2006) Scapulothoracic and glenohumeral kinematics following an external rotation fatigue protocol. J Orthop Sports Phys Ther 36(8):557–571

[131] Cain PR, Mutschler TA, Fu FH, Lee SK (1987) Anterior stability of the glenohumeral joint. A dynamic model. Am J Sports Med 15(2):144–148

[132] Byram IR, Bushnell BD, Dugger K, Charron K, Harrell FE, Noonan TJ (2010) Preseason shoulder strength measurements in professional baseball pitchers: identifying players at risk for injury. Am J Sports Med 38(7):1375–1382

[133] Riemann BL, Davies GJ, Ludwig L, Gardenhour H (2010) Hand-held dynamometer testing of the internal and external rotator musculature based on selected positions to establish normative data and unilateral ratios. J Shoulder Elbow Surg 19(8):1175–1183

[134] Ellenbecker TS, Sueyoshi T, Bailie DS (2015) Muscular activity during plyometric exercises in 90 degrees of glenohumeral joint abduction. Sports Health 7(1):75–79

[135] Davies GJ (1992) A compendium of isokinetics in clinical usage and rehabilitation techniques, 4th edn. S & S Publishing, Onalaska

[136] Wilk KE, Andrews JR, Arrigo CA, Keirns MA, Erber DJ (1993) The strength characteristics of internal and external rotator muscles in professional baseball pitchers. Am J Sports Med 21:61–66

[137] Ellenbecker TS, Mattalino AJ (1999) Concentric isokinetic shoulder internal and external rotation strength in professional baseball pitchers. J Orthop Sports Phys Ther 25:323–328

[138] Ellenbecker TS, Roetert EP (2003) Age specific isokinetic glenohumeral internal and external rotation strength in elite junior tennis players. J Sci Med Sport 6(1):63–70

[139] Mont MA, Cohen DB, Campbell KR, Gravare K, Mathur SK (1994) Isokinetic concentric versus eccentric training of shoulder rotators with functional evaluation of performance enhancement in elite tennis players. Am J Sports Med 22(4):513–517

[140] Quincy RI, Davies GJ, Kolbeck KJ, Szymanski JL (2000) Isokinetic exercise: the effects of training specificity on shoulder strength development. J Athl Train 35:S64

[141] Bleacher J, Ellenbecker TS (2006) Modification of traditional exercises for shoulder rehabilitation and a return to lifting program. In: Ellenbecker TS (ed) Shoulder rehabilitation: non-operative treatment. Thieme, New York

[142] Gross ML, Brenner SL, Sonogni JJ (1993) Anterior shoulder instability in weight lifters. Am J Sports Med 21:599–603

[143] Ellenbecker TS, Reinold M, Nelson CO (2010) Clinical concepts for treatment of the elbow in the adolescent overhead athlete. Clin Sports Med 29(4):705–724

[144] Kim SH, Ha KI, Jung MW, Lim MS, Kim YM, Park JH (2003) Accelerated rehabilitation after arthroscopic Bankart repair for selected cases: a prospective randomized clinical study. Arthroscopy 19(7):722–731

[145] Lenters TR, Franta AK, Wolf FM, Leopold SS, Matsen FA 3rd (2007) Arthroscopic compared with open repairs for recurrent anterior shoulder instability. A systematic review and meta-analysis of the literature. J Bone Joint Surg Am 89(2):244–254

[146] Petrera M, Patella V, Patella S, Theodoropoulos J (2010) A meta-analysis of open versus arthroscopic Bankart repair using suture anchors. Knee Surg Sports Traumatol Arthrosc 18(12):1742–1747

[147] Castagna A, Markopoulos N, Conti M, Delle Rose G, Papadakou E, Garofalo R (2010) Arthroscopic bankart suture-anchor repair: radiological and clinical outcome at minimum 10 years of follow-up. Am J Sports Med 38(10):2012–2016

[148] Jankauskas L, Rüdiger HA, Pfirrmann CW, Jost B, Gerber C (2010) Loss of the sclerotic line of the glenoid on anteroposterior radiographs of the shoulder: a diagnostic sign for an osseous defect of the anterior glenoid rim. J Shoulder Elbow Surg 19(1):151–156

[149] McMullen J, Uhl TL (2000) A kinetic chain approach for shoulder rehabilitation. J Athl Train 35(3):329–337

[150] Kibler WB, McMullen J, Uhl T (2001) Shoulder rehabilitation strategies, guidelines, and practice. Orthop Clin North Am 32(3):527–538

[151] Smith J, Dahm DL, Kaufman KR, Boon AJ, Laskowski ER, Katajarvi BR, Jacofsky DJ (2006) Eletromyographic activity in the immobilized shoulder girdle musculature during scapulothoracic exercise. Arch Phys Med Rehabil 87(7):923–927

[152] Burkhart SS, Morgan CD, Kibler WB (2003) The disabled throwing shoulder: spectrum of pathology Part III: the SICK scapula, scapular duskiness, the kinetic chain, and rehabilitation. Arthroscopy 19(6):641–661

[153] Warner JJ, Lephart S, Fu FH (1996) Role of proprioception in pathoetiology of shoulder instability. Clin Orthop Relat Res 330:35–39

[154] Myers JB, Lephart SM (2002) Sensorimotor deficits contributing to glenohumeral instability. Clin Orthop Relat Res 400:98–104

[155] Fuchs E, Holmes P, David I, Ayali A (2012) Proprioceptive feedback reinforces centrally generated stepping patterns in the Cockroach. J Exp Biol 215:1884–1891, Published by The Company of Biologists Ltd

[156] Sciascia A, Kibler WB (2011) Alterations in the kinetic chain are found in a high percentage of patients. Conducting the "nonshoulder" shoulder examination. J Musculoskelet Med 28:61–2

[157] Kibler WB, Press J, Sciascia A (2006) The role of core stability in athletic function. Sports Med 36:189–198

[158] Maenhout A, VanPraet K, Pizzi L, Van Herzeele M, Cools A (2010) Electromyographic analysis of knee push up variations: what is the influence of the kinetic chain on scapular muscle activity? Br J Sports Med 44:1010–1015

[159] Cools AM, Dewitte V, Lanszweert F, Notebaert D, Roets A, Soetens B, Cagnie B, Witvrouw EE (2007) Rehabilitation of scap-

ular muscle balance: which exercise to prescribe? Am J Sports Med 35(10):1744–1751. Epub 2 Jul 2007

[160] De Mey K, Cagnie B, Danneels LA, Cools AM, Van de Velde A (2009) Trapezius muscle timing during selected shoulder rehabilitation exercise. J Orthop Sports Phys Ther 39(10):743–752

[161] Ludewig PM, Hoff MS, Osowski EE, Meschke SA, Rundquist PJ (2004) Relative balance of serratus anterior and upper trapezius muscle activity during push-up exercise. Am J Sports Med 32(2):484–493

[162] Hardwick DH, Beebe JA, McDonnell MK, Lang CE (2006) A comparison of serratus anterior muscle activation during a wall slide exercise and other traditional exercises. J Orthop Sports Phys Ther 36(12):903–910

延伸阅读

[163] Ogston JB, Ludwig PM (2007) Differences in 3-dimensional shoulder kinematics between persons with multi-directional instability and asymptomatic controls. Am J Sports Med 35(8):1361–1370

[164] Kibler WB (1991) The role of the scapula in the overhead throwing motion. Cont Orthop 22:525–532

[165] DeMey K, Danneels LA, Cagnie B, Huyghe L, Seyns E, Cools AM (2013) Conscious correction of scapular orientation in overhead athletes performing selected shoulder rehabilitation exercises: the effect on trapezius muscle activation measured by surface electromyography. J Orthop Sports Phys Ther 43(1):3–10

[166] Wilk KE, Voight ML, Keirns MA et al (1993) Stretch-shortening drills for the upper extremities: theory and clinical application. J Orthop Sports Phys Ther 17:225–239

[167] Flesing GS, Jameson GG, Cody KE, et al (1998) Muscle activity during shoulder rehabilitation exercise. In: Proceedings of NACOB '98, the Third North American Congress on biomechanics. Waterloo, 14 Aug 1998, pp. 223–234

[168] Hintermeister RA, Lange GW, Schultheis JM et al (1998) Electromyographic activity and applied load during shoulder rehabilitation exercises using elastic resistance. Am J Sports Med 26:210–220

[169] Jobe FW, Moynes DR, Tibone JE et al (1984) An EMG analysis of the shoulder in pitching: a second report. Am J Sports Med 12:218–220

[170] Jobe FW, Tibone JE, Jobe CM et al (1990) The shoulder in sport. In: Rockwood CA Jr, Matsen FA III (eds) The shoulder. W. B. Saunders, Philadelphia, pp 961–990

[171] Litchfield R, Hawkins R, Dillman CJ et al (1993) Rehabilitation for the overhead athlete. J Orthop Sports Phys Ther 18: 433–441

[172] Meister K, Andrews JR (1993) Classification and treatment of rotator cuff injuries in the overhead athlete. J Orthop Sports Phys Ther 18:413–421

[173] Pappas AM, Zawacki RM, McCarthy CF (1985) Rehabilitation of the pitching shoulder. Am J Sports Med 13:223–235

第4章　肩袖修复后的康复

W. Ben Kibler, Aaron Sciascia

4.1 简介

肩袖修复术后的康复目标是恢复肩关节功能，需要外科医生和康复临床医生（理疗师、职业治疗师和/或运动训练师）的全力配合，以恢复解剖结构为基础，也需要恢复生理机能。肩袖修复术后康复须坚持组织愈合、肌肉柔韧性、肌肉力量和康复各个阶段进展的基本原则，且须注意功能恢复各个方面的需求。本章将讨论外科医生的角色和康复方案的基本原则，并将通过各种方案为理疗师和其他康复医生提供指导方针和进展。

4.2 骨科医生在肩袖康复中的作用

在肩袖修复后的康复过程中，骨科医生通常不会规定具体的锻炼方法，不监督锻炼次数，不提供锻炼模式，也不会每周去观察患者的康复情况。然而，骨科医生在康复过程中应该扮演关键角色，这对最终康复结果有很大的影响。包括：

1. 优化组织解剖结构是完整修复的基础。
2. 了解康复进程的各个阶段。
3. 在肌腱修复最脆弱的关键时段6～8周时间段控制康复载荷。
4. 与康复医生进行有效沟通。

4.2.1 优化组织解剖结构

超出外科医生直接掌控范围内的一些因素会影响肩袖修复的愈合。然而，外科医生确实掌握了肩袖组织游离、与肱骨对线、肌腱修复和肩袖固定到骨骼的手术技术。手术的目的是建立适当游离、解剖上对线复位并以最小张力或剪切力牢固固定在足印区的修复。通过这种方式，治愈的可能性更大，并且在标准化方案中相对来说康复较快。大多数有症状的全层肩袖撕裂被认为是"U"形撕裂[1]，这种"U"形撕裂最可能是"L"形撕裂在张力的作用一定程度的回缩造成的。"L"的顶点可以是前部，

也可以是后部。外科医生必须抓住并操纵"U"的两个边缘，以发现哪个节段移动度更大，以确定"L"的确切顶点[2]。

然后将顶点复位到足印区，在最小张力下开始肩袖修复[2]。通常情况下，处于"U"形内侧和后侧的组织会在撕裂逐渐发展过程中发生可复性的变形或牵拉，这些区域组织可以切断并清创，以便获得更好质量的组织、更彻底的游离和复位，从而在整个修复中获得最小张力。"狗耳朵"是修复边缘的多余组织，代表着撕裂不完全复位，修复一侧的组织过多，并在组织上造成不均匀的张力[3]。如果手术的目的是重建肩袖的解剖结构，那么"狗耳朵"的存在就证明这个目标还没有达到。

一旦确定了撕裂类型，适当游离并复位肩袖，把肌腱固定到足印区的方式有很多。已证明单排修复术、各种双排修复术以及边缘聚合修复术均具有良好的固定效果和愈合概率[4-8]。

其他更复杂的肩袖撕裂模式包括多肌腱撕裂、巨大回缩撕裂、组织质量差的慢性撕裂和肌肉萎缩相关撕裂。对于这些情况，就可能需要调整手术目标和技术，并且通过手术获得的优化解剖结构也可能不太理想。在这些情况下，需要对康复进行个体化调整。

总而言之，手术修复是为了创造最佳的解剖结构，即对线和张力接近"正常"，允许康复在正常生理条件下以生理节奏进行。

4.2.2 愈合阶段和康复进展

有几种方法来决策康复阶段。该方案涉及基于修复部位的愈合、组织功能恢复的基线准备、功能恢复的运动或特殊活动的3个阶段。每个阶段都有特定的目标、活动进展和进展到下一阶段的标准。外科医生已经就如何快速地通过每个阶段以及何时适合进入下一阶段进行了决策。

1. 急性阶段　包括手术修复和术后早期，一般为6～8周。这一阶段的目标是充分保护修复部位，

保证局部组织的稳定和愈合，优化关节健康，并开始早期恢复近端运动链功能。

2. 恢复阶段 需要一段较长的时间，从术后6～8周开始，在此期间修复部位完全愈合。运动链恢复，局部组织柔韧性、力量和力量平衡也已经恢复。进入这一阶段的前提是组织可以安全的承受拉伸和压力。力偶恢复、活动范围和肩胛骨稳定性也需要考虑。

3. 功能阶段 将集中于恢复任何存在的生物力学不足或力量失衡，并包括与所需活动中最佳功能相关的练习。患者应该模拟运动、力量、载荷和活动持续时间。功能阶段将允许重返日常活动或一般运动，还应包括一个维护项目，为肩关节返回活动创造条件。

4.2.3 载荷控制

修复愈合可能会受到施加在修复结构上的机械载荷量的影响[9]。特别是在最初6～8周，这是肌腱修复进程中炎症和组织愈合最重要的阶段[9-13]。过多的载荷会改变组织特性，降低愈合组织程度，并影响组织愈合所需的生长因子的表达。骨科医生通过监督锻炼时机和锻炼进度，限制允许的活动范围，限制锻炼的类型，以及调整肩胛骨和肱骨的位置，来影响修复张力和压力载荷。

过多的牵拉载荷是肌腱愈合失败的公认危险因素[9]，会导致全层再撕裂或愈合组织延长，两者都会导致修复不全。过大的牵拉载荷可能来于手的承重、手的重力、活动范围大于组织修复弹性、肌肉疲劳后持续的肌肉激活以及过度的离心激活[9,11,12]。在最初的4～6周内，外科医生应该谨慎地开出这些运动处方：

1. 任何平面上的主动或被动活动范围大于90°。

2. 无支撑钟摆（Codman）运动（手应支撑在球或其他物体上）。

3. 涉及长杠杆臂的主动或被动锻炼（在伸展肘部的情况下进行锻炼）。

4. 锻炼到肌肉疲劳。

5. 手部负重的开链运动。

压力载荷也不利于肌腱修复愈合。动物研究表明，早期愈合过程中过度压迫可引起组织质量、组织数量和组织结构降低，导致修复愈合率降低[10,14]。肩胛骨牵拉过程中，肩峰的动态向下和向前倾斜会导致过度压迫[15,16]。这主要发生在肩胛骨运动障碍的情况下，可由多种原因引起的，包括过度使用吊带；胸大肌和/或胸小肌、上斜方肌和背阔肌紧张；前锯肌或下斜方肌无力；以及核心肌群无力。

外科医生应该通过临床观察肩胛骨内侧缘位置[15]，并检查肩胛周围肌肉紧张或力弱来评估患者是否有肩胛骨运动障碍。术前和术后早期都应进行矫正运动障碍的练习，使肩胛骨稳定后缩，肩峰后倾。必须注意将被动活动范围保持在前屈或外展90°以下，因为手臂运动角度越大，肩峰向上旋转越少，从而导致更多压迫[16]。

4.2.4 与理疗师和其他康复医生沟通

外科医生与康复医生的有效沟通是肩袖修复术后完整功能康复的基础。二者最好就康复进展的预期、运动模式、运动类型和体位以及每个阶段的运动内容达成共识。应该向每位患者和主治医生提供一份涵盖这些关注领域的信息表。关于康复进展的持续沟通可以通过各种方式进行，包括电话沟通、手机短信、网站文献和面对面讨论，但最常见的方法是手写或电子副本填写的运动处方。处方应酌情包括：

1. 有关修复解剖结构的相关信息（肌腱损伤数量、组织质量、修复安全性等）。

2. 允许的活动范围（屈曲60°以下，屈曲最大90°，外旋30°以下）。

3. 运动的类型（闭链运动，在球或其他支撑装置上的Codman运动，肱骨头下压）。

4. 运动力学（短杠杆臂、等长肌、慢速、水平/对角线）。

5. 其他身体部位的锻炼（核心稳定/强化、肩胛骨收缩）。

6. 任何特定的限制或进展，包括下一阶段康复的进展。

4.3 肩袖修复后的康复

理疗师和其他康复临床医生负责安排和实施练习模式的内容，以实现康复方案的目标，并提供关于进展或限制的反馈，为患者进入下一阶段做好准备，同时监督功能进展，允许恢复活动或娱乐的程度。肩袖修复后康复目的是恢复三角肌/肩袖力偶，使肱骨头在所有手臂活动范围内动态居中于肩胛盂。以下方案包含可以使用的练习的目标、指南和建议。

4.3.1 急性阶段

急性阶段主要是保护愈合组织，同时维持一般功能。应该监测手臂的被动运动，并且保持在90°以下。在这个脆弱的时期，应该强调肩胛骨的回缩，以避免过度的压力载荷。通过手部支撑并强调近端的共同收缩，闭链运动在减少拉伸载荷方面是有效的。固定在最初的4~6周可能是有用的，但许多研究表明，短期固定（2~3周）和受控被动活动（<90°）在恢复运动方面比长期固定更有效，而且治愈率没有差异[17-19]。

第一阶段：急性阶段（第1~3周）

注意事项	目标
动作学习 　上肢： 　　Table slides训练（图4.1a，b） 　　利用理疗球（图4.2a~d） 　下肢： 　　髋关节旋转 　　髋关节伸展 　　髋关节屈曲肌 　　根据需要进行其他操作	在保护修复的同时减少僵硬，建立躯干/髋关节的运动和力量，以便以后进行有质量的肩胛骨运动
建立核心力量和稳定性 　加强下肢重点是髋关节外展和伸展： 　　侧向跨步 　　阶梯下台 　　弓步前进	

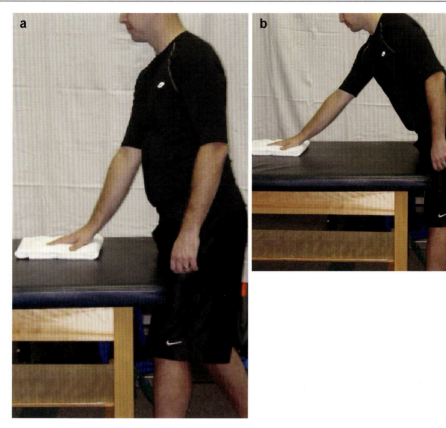

图4.1 Table slides训练用于早期闭链运动，应指导患者屈曲（a）和伸展（b）躯干，以促进手臂运动。可进行屈曲和外展（未拍摄照片）

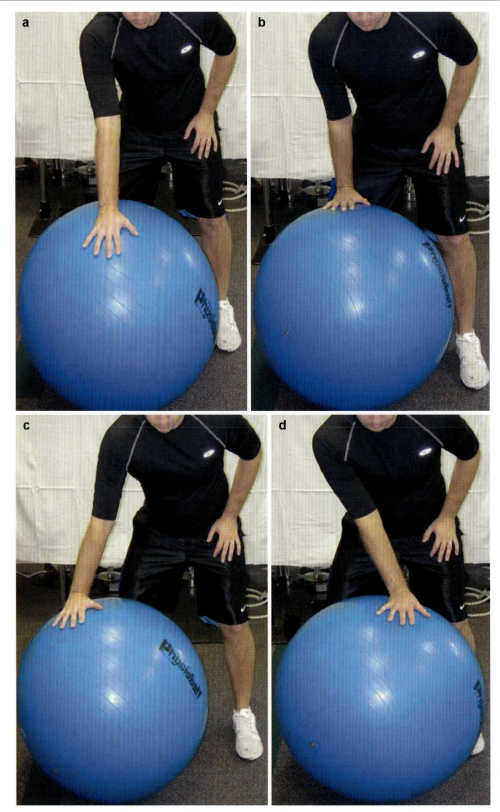

图4.2 理疗球训练。该训练需要使用较大的运动链肌肉（腿部/躯干），以使用屈曲（**a**）、伸展（**b**）、外展（**c**）、内收（**d**）和旋转（未拍摄照片）方向开始恢复手臂运动

4.3.2 恢复阶段

恢复阶段是指恢复肩袖的全范围运动和肌肉力量，并将其与运动链功能能力相结合。活动范围可延伸至90°以上，并可辅助主动用力。肩胛骨控制和肩袖强化训练的结合重建了肩胛骨基底的稳定性，从而最大限度地激活了肩袖。本体感觉神经-肌肉易化和闭链运动在早期是有效的，随着力量的增加，可以增加开链运动。

第二阶段：恢复阶段（第4~6周）

注意事项	目标
促进关键的运动链环节 　手臂贴近身体，便于缩回 　　割草机训练（图4.3a，b） 　　Robbery训练（图4.4a，b）	下肢驱动上肢运动 全主动活动范围 足够的肩胛骨控制以进行更长的杠杆运动动作
利用闭链运动和开链运动 　闭链运动 　　Table slides（用于综合训练） 　　Low-row训练（图4.5a，b） 　　肱骨头下滑（图4.6） 　开链运动 　　后退式Low-row训练（图4.7a，b） 　　后退式割草机训练（图4.8a，b） 　　后退式Robbery训练（图4.9a，b）	

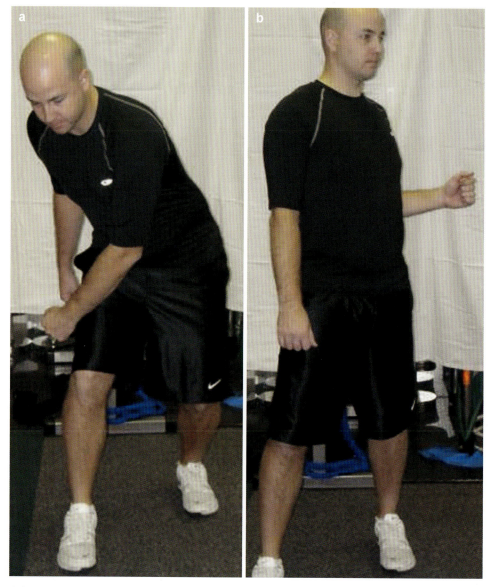

图4.3　割草机训练。（a）割草机训练从髋部和躯干屈曲开始，手臂稍微向前抬高；（b）患者按要求伸展髋部和躯干，并"将肘部放在背部口袋中"，保持该最终姿势5 s

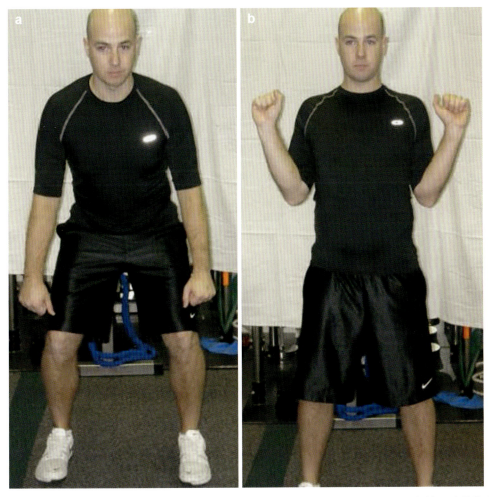

图4.4 Robbery训练。（**a**）Robbery训练从膝盖和躯干屈曲和手臂远离身体开始；（**b**）指导患者伸展髋关节和躯干，"将肘部放在背部口袋中"，保持该最终位置5 s

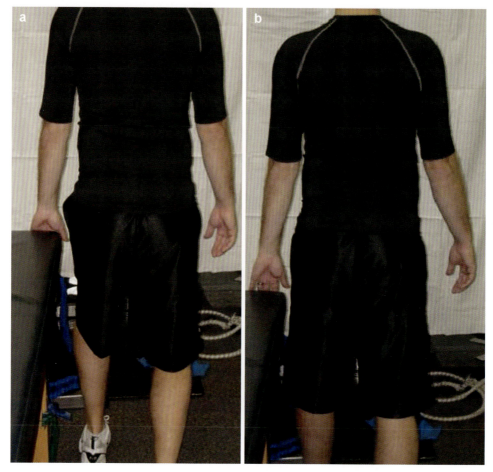

图4.5 Low-row训练。（a）患者站立位，受累手臂的手抵住坚硬表面的一侧，双腿略微屈曲；（b）应指导患者伸展髋关节和躯干，以促进肩胛骨回缩并保持收缩5 s

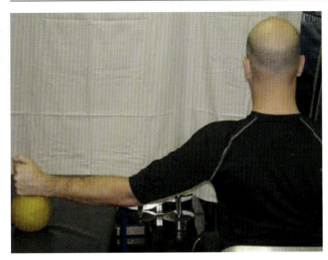

图4.6 下滑。这一动作鼓励局部和整体肌肉共同收缩，导致肱骨头下压

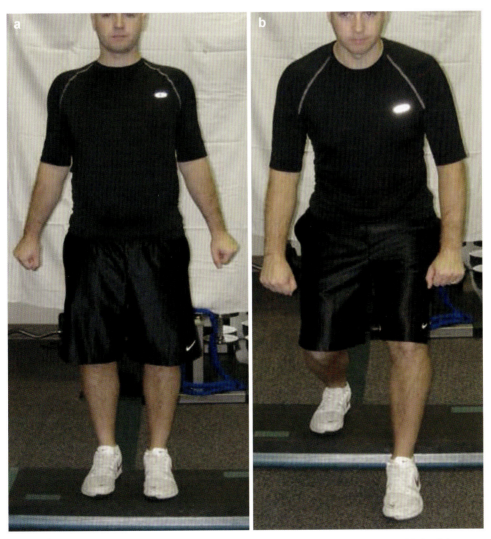

图4.7 （a，b）后退式Low-row训练。这个动作需要髋部和躯干的伸展，这有利于肩胛骨的回缩和下压

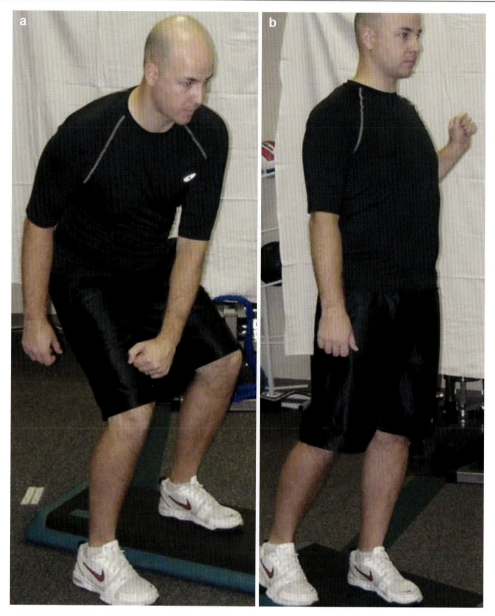

图4.8　（a，b）侧步割草机训练。通过增加该步骤，患者被迫使用髋部外展肌，使训练更具功能性

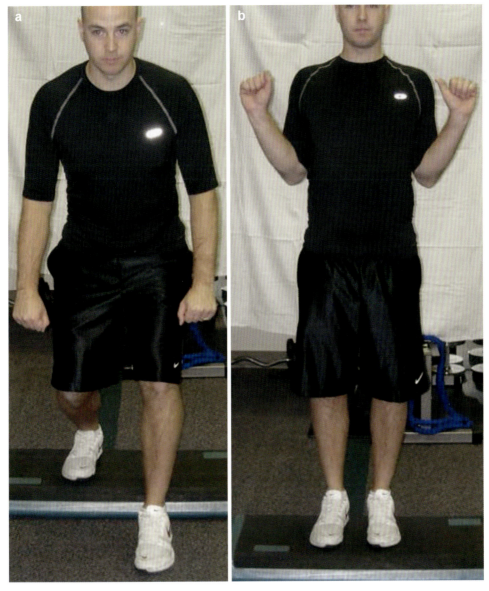

图4.9 （a，b）后退式Robbery训练。利用这个训练可以让下肢带动上肢

4.3.3　功能阶段

　　功能阶段侧重于建立患者对特定活动需求做出反应的能力，无论是工作、娱乐还是体育活动。最大范围的运动，动态肌肉力量平衡，产生力量和耐力是关键目标。当患者获得这些能力时，应该涉及活动的持久能力。可以进行功能进展测试，以模拟身体承受特定运动或活动需求的能力。

第三阶段：功能活动阶段（7周±）

注意事项	目标
在多个平面上训练 　综合动作 　　拳击动作 　　力量姿态（图4.10） 　　后退式力量姿态（图4.11） 　传统肩袖练习 　　肩胛骨 　　水平外展 　　内旋和外旋	微调肩胛骨运动，以减轻所有运动障碍 增加肩袖和肩胛稳定肌肉的力量和耐力

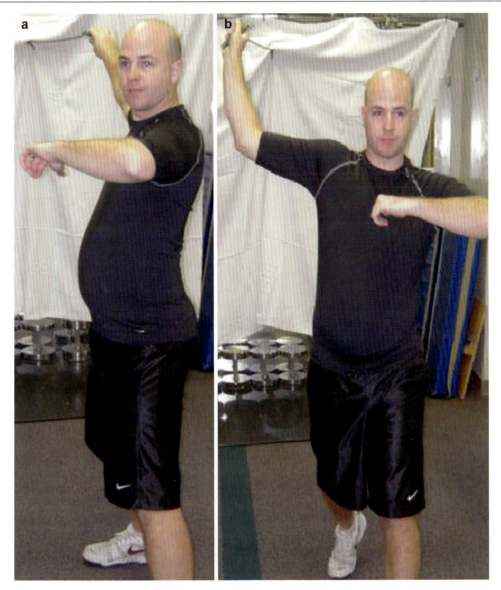

图4.10 力量姿态。（a）运动员站立位，优势臂处于90/90的位置，前臂旋前；（b）指导运动员在保持手臂90/90位置的同时旋转躯干而不移动脚。应该允许前臂旋后，以模仿头顶投掷的动作

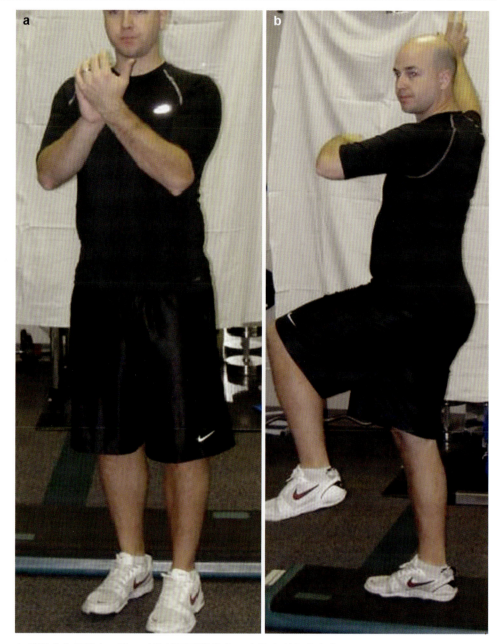

图4.11 （a，b）后退式力量姿态。这一动作需要下肢稳定，才能达到上肢定位

4.3.4　恢复活动阶段

应该制定重返活动的具体标准[20]。涉及功能能力的恢复情况，须通过活动范围和力量测量以及身体机能测试来客观证实[21]，而不是通过时间或影像证实。

第四阶段：恢复活动阶段（10周 ± ）

注意事项	目标
旨在提高下肢肌肉耐力的高重复练习 利用综合运动训练，鼓励使用改善的下肢肌肉力量和耐力，以帮助促进上肢肌肉的激活 通过站立和俯卧姿势进行高重复、长杠杆练习 提高上肢力量和耐力	最佳的运动链（骨盆控制腿、有效的髋关节和躯干伸展） 控制肩胛骨前伸的同时实现肩胛骨后缩 上肢和下肢的适当灵活性 获得功能的恢复而不只是症状的减轻

结论

　　肩袖修复后的康复只能通过综合方式来完成，涉及外科医生和康复医生的技能和参与。每个人都有特定的角色要扮演，每个人都必须了解整个过程背后的解剖学和生理学，并且每个人都必须很好地和康复进程的中心焦点——患者沟通，以获得最佳的功能恢复效果。

参考文献

[1] Sallay PI, Hunker PJ, Lim JK (2007) Frequency of various tear patterns in full-thickness tears of the rotator cuff. Arthroscopy 23(10):1052–1059

[2] Burkhart SS, Lo IK, Brady PC (2006) Burkhart's view of the shoulder: a cowboy's guide to advanced shoulder arthroscopy. Lippincott Williams and Wilkins, Philadelphia

[3] Ryu KJ, Kim BH, Lee Y, Lee YS, Kim JH (2014) Modified suture-bridge technique to prevent a marginal dog-ear deformity improves structural integrity after rotator cuff repair. Am J Sports Med 43(3):597–605

[4] Boyer P, Bouthors C, Delcourt T, Stewart O, Hamida F, Mylle G et al (2015) Arthroscopic double-row cuff repair with suture-bridging: a structural and functional comparison of two techniques. Knee Surg Sports Traumatol Arthrosc 23:478–486

[5] Freehill MT, Rogers JP, Mannava S (2015) Shoulder and rotator cuff repair: single vs double row. Oper Tech Orthop 25:23–32

[6] Lapner PLC, Sabri E, Rakhra K, McRae S, Leiter J, Bell K et al (2012) A multicenter randomized controlled trial comparing single-row with double-row fixation in arthroscopic rotator cuff repair. J Bone Joint Surg Am 94:1249–1257

[7] Mascarenhas R, Chalmers PN, Sayegh ET, Bhandari M, Verma NN, Cole BJ et al (2014) Is double-row rotator cuff repair clinically superior to single-row rotator cuff repair: a systematic review of overlapping meta-analyses. Arthroscopy 30(9):1156–1165

[8] Millett PJ, Warth RJ, Dornan GJ, Lee JT, Spiegl UJ (2014) Clinical and structural outcomes after arthroscopic single-row versus double-row rotator cuff repair: a systematic review and meta-analysis of level I randomized clinical trials. J Shoulder Elbow Surg 23:586–597

[9] Thomopoulos S, Williams GR, Soslowsky LJ (2003) Tendon to bone healing: differences in biomechanical, structural, and compositional properties due to a range of activity levels. J Biomech Eng 125:106–113

[10] Carpenter JE, Thomopoulos S, Flanagan CL, DeBano CM, Soslowsky LJ (1998) Rotator cuff defect healing: a biomechanical and histologic analysis in an animal model. J Shoulder Elbow Surg 7(6):599–605

[11] Galatz LM, Charlton N, Das R, Kim M, Havlioglu N, Thomopoulos S (2009) Complete removal of load is detrimental to rotator cuff healing. J Shoulder Elbow Surg 18:669–675

[12] Killian ML, Cavinatto L, Galatz LM, Thomopoulos S (2012) The role of mechanobiology in tendon healing. J Shoulder Elbow Surg 21:228–237

[13] Reuther KE, Thomas SJ, Tucker JJ, Yannascoli SM, Caro AC, Vafa RP et al (2014) Scapular dyskinesis is detrimental to shoulder tendon properties and joint mechanics in a rat model. J Orthop Res 32(11):1436–1443

[14] Hettrich CM, Gasinu S, Beamer BS, Stasiak M, Fox A, Birmingham P et al (2014) The effect of mechanical load on tendon-to-bone healing in a rat model. Am J Sports Med 42(5):1233–1241

[15] Kibler WB, Ludewig PM, McClure PW, Michener LA, Bak K, Sciascia AD (2013) Clinical implications of scapular dyskinesis in shoulder injury: the 2013 consensus statement from the "scapula summit". Br J Sports Med 47:877–885

[16] Ludewig PM, Reynolds JF (2009) The association of scapular kinematics and glenohumeral joint pathologies. J Orthop Sports Phys Ther 39(2):90–104

[17] Chang KV, Hung CY, Han DS, Chen WS, Wang TG, Chien KL (2015) Early versus delayed passive range of motion exercise for arthroscopic rotator cuff repair: a meta-analysis of randomized controlled trials. Am J Sports Med 43(5):1265–1273

[18] Huisstede BMA, Koes BW, Gebremariam L, Keijsers E, Verhaar JAN (2011) Current evidence for effectiveness of interventions to treat rotator cuff tears. Man Ther 16:217–230

[19] Lee BG, Cho NS, Rhee YG (2012) Effect of two rehabilitation protocols on range of motion and healing rates after arthroscopic rotator cuff repair: aggressive versus limited early passive exercises. Arthroscopy 28(1):34–42

[20] Sciascia A, Cromwell R (2012) Kinetic chain rehabilitation: a theoretical framework. Rehabil Res Pract 2012:1–9

[21] Reiman MP, Manske RC (2011) The assessment of function: how is it measured? A clinical perspective. J Man Manipulative Ther 19(2):91–99

第5章 运动员的肩关节：外科治疗和康复

Kevin E. Wilk, Todd R. Hooks, James R. Andrews

目录

由于投掷活动的重复性以及体育活动的独特和运动特定模式，头顶运动员容易受到肩关节病变的影响。由于在投掷运动期间达到7250（°）/s的高角速度导致接近50%体重的前剪切力，极端力被施加在盂肱关节上[1-3]。在投掷运动过程中产生高水平的肌肉活动，接近最大意志等长收缩（MVIC）的120%[4]。为了有效地执行头顶活动并最大限度地减少肩部病变的可能性，需要在足够的移动性和固有的肩部稳定性之间取得微妙的平衡。运动员的大部分肩关节损伤都可以非手术成功治疗，以使运动员恢复竞争。尽管可能存在不同程度的病理，但由于重复运动，头顶运动员通常涉及肩袖、盂肱关节囊和肱二头肌，而参与接触运动的运动员具有肩袖的急性分布或盂肱关节囊。当运动员保守措施失败并继续出现疼痛和无法进行体育活动时，通常需要手术干预。所指出的具体外科手术程序取决于存在的病理的性质和程度，以充分解决运动员的状况。

5.1　术后康复

对于头顶和接触式运动员来说，康复在肩关节损伤后的功能结果中起着至关重要的作用。术后治疗的目的是恢复头顶投掷运动员进行体育活动所需的机动性和稳定性之间的微妙平衡，因为它们表现出功能稳定性，同时允许有效投掷所需的极端运动。我们使用的康复计划是一种基于标准的治疗方法，分为4个渐进阶段，每个阶段由特定的目标和练习组成，旨在系统地将施加的力和负荷引入愈合组织，同时避免过度应力这些组织。不稳定运动员的康复计划基于几个关键因素（表5.1）和每位运动员的独特特征（表5.2），用于对每位患者进行分类，以尽量减少术后并发症。这些计划的目的仅仅是作为一个指导方针，因此，根据运动员的介绍和手术干预，临床医生将能够对每个计划进行适当的调整。此外，康复计划应根据组织类型、愈合率和特定的手术程序不断修改。

表5.1　肩关节不稳定分类

起病
创伤性，无创伤，重复性微创伤
频率
急性，复发，慢性（固定）
方向
前，后，多向
程度
脱位，半脱位，沉默半脱位
意志力
自愿，非自愿

表5.2　患者变量和因素

患者的组织状态
超弹性→运动过度
动态稳定组织状态
肌肉—骨头
肌肉力量和平衡
本体感受能力
不稳定的分类
以前的活动水平
期望的活动水平（期望）
愈合能力
快速治疗者，缓慢治疗者

5.2　影响康复的因素项目

临床医生在设计和实施术后康复计划之前应考虑几个因素（表5.3）。临床医生必须了解确切的外科手术以及固定方法，包括支撑结构的任何伴随手术，包括肩袖，关节窝和/或盂唇。ROM的进展，加强锻炼和封闭链活动将基于所有相关组织的愈合限制。临床医生应考虑患者表现出的不稳定类型和程度。头顶运动员通常具有明显程度的先天性松弛，可以在对侧肩部检查时观察到。因此，先天性松弛程度越大，运动范围的进展越慢。作者的经验表明，在未受累的肩膀上表现出正沟的个体很少在手术肩膀上获得运动困难，而进行接触运动的运动员经常会受到创伤性损伤，导致单向不稳定。患者的

组织状态是应该考虑的第3个因素。我们主张先天性不稳定或获得性松弛（头顶运动员）的患者比手术后更快形成胶原蛋白的患者（"快速愈合"）更慢，因为它们应该被监测和加速以防止运动丧失。

应考虑运动员动态稳定器的状态。因此，具有良好至优异的肌肉发育、力量、动态稳定性和先验意识的运动员自然会比肌肉组织不发达和动态稳定性下降的运动员进展更快。应考虑运动员的特定运动/位置和参与水平以及外科医生的哲学方法，因为这通常是由他的训练和以前的个人经验塑造的。在实施术后康复计划之前，我们仔细研究了所有这些因素，以便为ROM的进展，加强锻炼以及开展功能活动和间隔体育计划制订适当的治疗计划。

表5.3　影响康复计划的因素

外科手术的类型
（暴露，特定程序，使用的组织）
固定方法
不稳定类型
（不稳定分类）
患者的组织状态
（超弹性，正常，低弹性）
患者对手术的反应
患者的动态稳定
（肌肉力量，动态稳定性，本体感受）
患者的活动水平
（过去，现在，期望的目标）
医生的哲学方法

5.3 康复原则

设计术后康复计划时采用了6个基本原则（表5.4）。首先，愈合组织不应该过度紧张；因此，程序必须是渐进的和顺序的，每个阶段从前一阶段开始。根据作者在长时间固定后立即快速进展ROM后出现较差结果的经验，我们以渐进的系统形式立即实施ROM，并在手术后的前8~10周内进行延长预防；其次，必须尽量减少固定的影响，特别是在头顶运动员中。通常在肩部稳定手术后，可以指示短时间的固定以允许初始愈合；然而，临床医生可以结合温和的动态稳定钻头，温和限制的被动运动和次最大等距以增强动态稳定性，协助胶原组织。并防止运动损失。临床医生应通过在被动ROM的末端范围施加轻微的超压来持续监测整个康复过程中的最终感觉质量。如果注意到公司或硬端感觉，临床医生可能会加速ROM进展的速度，而对于柔软或空端的感觉，患者的伸展程序将减慢；再次，患者必须满足特定的标准才能从一个阶段发展到下一个阶段；这使得康复计划能够根据运动员独特的治愈率和限制进行个性化；最后，一个成功的结果与团队努力有关，医生、物理治疗师和运动员都在共同努力实现共同目标。团队方法的关键是沟通；医生的作用是与康复团队沟通，提供有关外科手术类型，固定方法，患者组织完整性和质量的信息，以及医生对该特定运动员的期望。这些信息在设计和实施康复计划方面是非常宝贵的。

表5.4 康复的基本原则

愈合组织不应该过分强调
固定化的影响必须最小化
患者必须满足特定的标准才能进展
康复计划应基于目前的科学和临床研究
康复计划不能成为食谱
团队方法——医生、治疗师和患者

5.4　手术后的一般康复指南

第一阶段，即术后即刻，从立即受限运动开始，用于防止运动损失和神经系统并发症，滋养软骨，并协助胶原合成，组织，排列和增强拉伸强度[5-12]。

该阶段的主要目标是防止过度瘢痕形成而不利用侵略性拉伸来损害手术修复。因此，在前路稳定后，伸展和ER等运动受到限制或限制，以尽量减少对前囊的应力，而肩胛骨平面抬高而不是肩外展。在第一阶段开始亚最大和亚疼痛的等长收缩，以刺激肌肉训练，神经调节疼痛，并防止由于固定而发生的肌肉萎缩（图5.1）[13,14]。

第二阶段，中间阶段，强调肩膀活动性的逐渐发展。我们利用AAROM和PROM练习结合到治疗计划中，逐渐增加患者的ROM。运动员的ROM和莢膜末端感觉将用于确定进展速度。因此，具有足够ROM和软端的患者感觉将会比ROM受限和坚硬的患者进展得更慢最终感觉。如果胶囊的一侧太紧，肱骨头将在远离密封的相反方向上过度位移。因此，使用关节动员技术来恢复正常运动并纠正不对称的胶囊密封（图5.2）。当治疗头顶运动员时，物理治疗师将进行伸展运动，使运动员获得115°±5° ER的"投

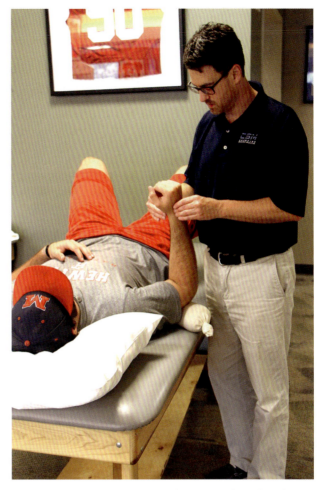

图5.1　内旋和外旋的有节奏稳定训练，以促进肩袖激活和神经肌肉控制

图5.2　在后外侧方向对后囊进行盂肱关节活动

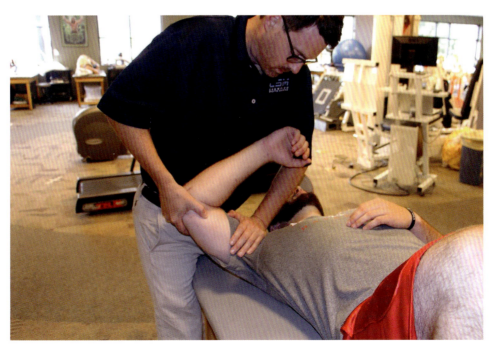

掷运动"，以使运动员恢复投掷。在这个阶段，我们通常启动Thrower's Ten计划程序，其中包括基于肌电图数据的孤立肩袖和肩胛骨练习，以确保恢复肌肉平衡治疗头颅运动员[15-24]。物理治疗师可以进行治疗，包括动态稳定训练、手动阻力训练和具有节律稳定的PNF训练，以增强神经肌肉控制旨在重建肌肉平衡。

　　第三阶段旨在保持肩部ROM和机动性，同时提高力量，力量和耐力。加强锻炼以恢复最佳的充足肌肉比例（表5.5）。在开始积极的强化锻炼之前，例如Plyometrics或功能活动，例如投掷和游泳，运动员应重新建立肌肉平衡，并应实现动态关节稳定，以使其足够力的产生和分散（图5.3）。在此阶段，强调偏心肌肉训练和本体感受训练（图5.4）。利用PLYOMETIC训练演习来增加运动员的功能活动能力，并逐渐增加肩关节的功能应力。Wilk等[13,25]已经描述了一种PLYOMETRIC程序，该程序从双手练习开始系统地引入愈合组织的应力，例如胸部通过，并排投掷，侧向投掷和头顶足球投掷。在成功完成这些双手练习后，运动员可以进行单手练习，例如站立单手投掷，壁球打，步进和投掷[26]。Voight等[27]报道了肩部本体感受减弱与肌肉疲劳之间的关系。因此，进行肌肉耐力训练以增强动态功

表5.5　头顶运动员的等速肩关节力量标准

双边比较（优势臂与非优势臂）

速度	ER[b]	IR[c]	外展	内收
180	98%～105%	110%～120%	98%～105%	110%～128%
300	85%～95%	105%～115%	96%～102%	111%～29%

峰值扭矩（ft-lb）与体重（lb）的比率

速度	ER[b]	IR[c]	外展	内收
180	18%～23%	28%～33%	26%～33%	32%～38%
300	12%～20%	25%～30%	20%～25%	28%～34%

单侧肌肉比例

速度		ER[b]/IR[c]	外展/内收	前屈/外展
180		66%～67%	78%～84%	67%～75%
300		61%～71%	88%～94%	60%～70%

a：（°）/s
b：ER外旋
c：IR内旋

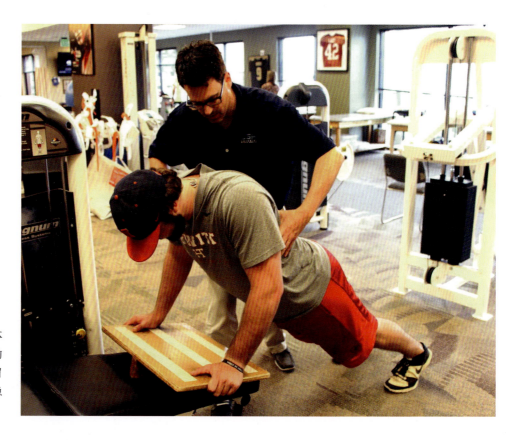

图5.3　在不稳定的表面物体上做俯卧撑，同时辅以手动的保持节奏稳定，以促进肩部和核心肌肉组织的动态稳定

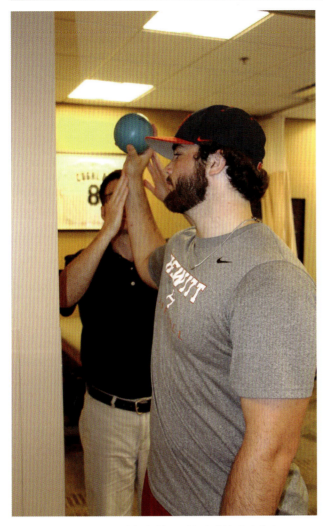

图5.4 运动员运球时肩部保持90° 外展时的手动稳定

能性关节稳定性并防止疲劳引起的不稳定[27]。这可以通过用先进的Thrower's Ten计划推进运动员来提高力量，耐力和姿势来实现（图5.5）[28]。在这个治疗阶段实施间隔体育节目[29]。体育项目（高尔夫、网球、足球、棒球、垒球等）旨在系统地介绍体育活动的数量，强度和持续时间，以使运动员能够重返体育活动，同时最大限度地减少受伤和疼痛的复发活动。

第四阶段是恢复活动阶段，逐步逐步增加肩膀的功能需求，为恢复不受限制的体育或日常活动做好准备。在成功完成康复计划并实现上述目标后，运动员可以以受控方式开始逐渐恢复体育活动。在开始功能计划之前，物理治疗师应考虑基于手术干预和患者组织状态的愈合限制。临床医生应确保运动员保持前一阶段建立的肌肉力量，动态稳定性和肩关节功能运动。因此，鼓励患者持续保持伸展和加强计划，以维持并继续改善最佳肩关节功能。运动员继续参加Thrower's Ten计划，以保持整个计划的灵活性和肩膀力量，以确保足够的姿势意识和肩膀功能。

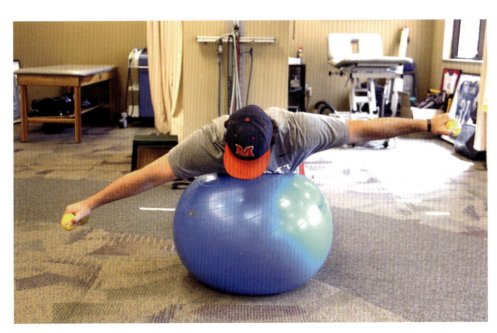

图5.5 在稳定球上进行交替持续等距持点，以促进核心肌肉组织的稳定

5.5 关节镜下前Bankart修复术后的康复

手术后，患者将在白天吊带3～4周，同时在睡觉固定支架4周。将监测肩部ROM的高度，ER，伸展和水平外展极限运动，因为这些运动可以强调前囊。肩部被动和主动辅助ROM练习在术后第1天开始，在规定的运动范围内允许肩部ER和IR ROM在30°外展。运动员将继续逐渐恢复盂肱关节ROM，因为ER和IR ROM在第7周外展90°时进行。全功能ROM在8～9周实现，允许在90°外展时160°的外展，90°～100°的ER和70°～75°的IR。

在手术后1～2天开始用肩部等长RIC进行治疗性练习，而肩胛骨等长和ER/IR强化练习分别在术后第4周和第6周开始。Thrower's Ten计划正在发展，包括动态稳定钻头，如有节奏的稳定钻头，同时进行桶式练习和闭链稳定球对壁钻头，继续增加肩关节复合体的等渗加强和动态稳定程序（图5.6）。体育特定演习可以在此阶段开始，包括为高架运动员投掷Plyoball（Functional Integration Technologies，Watsonville，CA）或摆动高尔夫俱乐部或网球拍。恢复活动阶段通常在手术后约28周开始，允许逐渐恢复到先前的功能和运动参与水平。

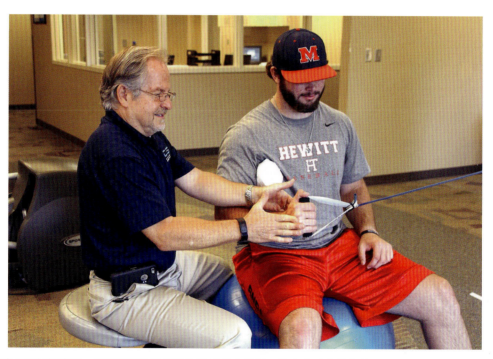

图5.6 在稳定球上进行外旋转，伴随节律稳定以促进神经肌肉控制、核心和动态稳定性

5.6　后Bankart损伤的康复

由于后关节囊的厚度和拉伸性能降低，用于恢复盂肱ROM并恢复功能，后关节囊重建术后的康复进展相对较慢。为了避免对后囊施加压力的运动，指示运动员在手术后的前6～8周内严格避免内旋和水平内收，并且这些运动将在整个康复过程中继续得到控制。手术后，运动员将被放置在外展固定吊带中，该吊带在ER的约30°处保持6周，以最小化后帽上的应力。由于冈下肌脱离开放手术，与关节镜手术相比，ER强化运动的开始可能会延迟。

肩部被动ROM在手术后2周开始，目标是肩部外展125°；在肩部外展90°时开始外旋，以尽量减少后囊的应力，并在术后6周进展至ER的90°。随着8周的外展进展到165°，10周开始外展90°的IR，第12周进展到60°，运动范围将继续。盂肱关节囊袋活动性的活动性可以在手术后5～6周开始评估，允许前部和下部动员被认为是适当的。但是，应注意后部滑动，以免造成后囊的有害应力。

手术后2周开始肩部等距，在第4周时肩袖和肩胛骨肌肉组织进行等渗强化，IR ROM仅限于中性旋转。在三角肌之前强调后肩袖和肩胛骨肌肉组织的肌肉力量以增加后囊的动态稳定性。临床医生将通过延迟在肱骨上产生后移位的活动和锻炼（例如俯卧撑，卧床按压）12～14周来避免对后囊施加压力。机器阻力训练可以在手术后13～20周开始；这些练习（拉，坐排，坐式压力机）在监测的运动范围内开始，以减少后囊上的拉伸应力和后肱骨平移在运动的最后范围。运动特定的训练可以在手术后4～6个月开始，并且进展到允许大多数运动员在术后9～12个月之间恢复完全活动。

5.7　关节镜下囊袋折叠术后的康复

指示患者在固定器中睡觉并避免抬高和ER ROM持续6周并限制手术后12周的头顶活动。在包膜折叠术后康复的早期阶段，由于存在先天性松弛，采取全面保守的方法恢复盂肱关节ROM，因为

有限的ROM练习将延迟至手术后2周。ROM在2周时开始，限于90°肩关节，ER在肩胛骨平面进行0°。手术后4周，肩部运动范围逐渐扩大，允许145°的外展和45°的ER。ER ROM在6周时以90°外展至70°进行，并且外展至160°。根据患者的功能目标，ROM的恢复将根据需要恢复。因此，头顶运动员将继续逐渐进行运动，允许术后10～12周的运动员运动，而一般的MDI患者可能停止ROM和伸展练习。

肩袖和肩胛骨的等长练习被整合到康复的早期阶段，而术后4周可以开始轻度等渗，以及闭合链节律稳定练习以强调肩袖的共同收缩。运动员可以通过在7～8周启动Thrower's Ten计划继续推进强化计划，该计划将逐渐发展到在第12周纳入头顶动态强化。肩部以下的间歇性体育活动可以从第14周开始，而头顶活动则在第16周开始。运动员通常能够在手术后6～7个月恢复接触运动，而头顶运动员可能在手术后7～9个月恢复。

5.8　关节镜下盂唇手术后的康复

上盂唇手术干预后的具体康复计划取决于病理的类型和严重程度。

在对磨损的盂唇进行简单的关节镜清创后，康复计划在恢复运动和功能方面具有一定的积极性，预计术后10～14天会有全方位的运动。内部和外部旋转管练习在第10天开始，并逐渐发展到在2～8周之间结合等渗强度增强，并允许运动员在8～12周开始ITP。

Ⅱ型SLAP病变后的康复在前4周更加谨慎，让运动员在固定器中睡觉并在白天佩戴吊带，并且不允许孤立的二头肌强化6～8周以允许足够的愈合。在90°以下的前4周，运动活动的高度范围受到限制。在肩胛骨平面内被动地进行内旋和外旋，在前2周内进行10°～15°的外旋和45°的内旋，并在5～6周时进行90°的外展。直到5～6周开始轻度等渗强化计划时，不允许过度的外部旋转，伸展或外展。运动逐渐增加以恢复8～10周的全部范围，并在10～12周时发展为跳动运动。Plyometric练习在12周

开始，ITP在16周开始。在手术修复Ⅱ型SLAP病变后9~11个月可恢复比赛。

5.9　近端肱二头肌肌腱手术后的康复

根据病理程度和影响因素，可以进行多次外科手术以解决二头肌的长头问题。对于包括运动员肌腱分层和磨损少于25%的部分撕裂，可以进行肱二头肌肌腱关节内部分的清创[30-32]。然而，对于广泛的肌腱病或严重不稳定，进行肱二头肌肌腱切断术或肌腱固定术。肱二头肌肌腱切断术是通过在肱二头肌结节和上盂唇的起源处切断肱二头肌肌腱的长头部而形成的，与肱二头肌肌腱固定术相比，肱二头肌肌腱固定术还包括手术释放的肌腱的远端锚定。肱二头肌清创术后的康复计划在恢复运动和功能方面进展相对较快，预计术后10~14天肩关节和肘关节的全方位运动。在手术后立即开始肩部等长并允许开始内旋和外旋；在第10天开始练习，并且允许在手术后2周进行并结合等渗强度增强并且在整个第8周进行。允许运动员在8~12周开始ITP。

肌腱固定术或肌腱切断术后的康复是相似的，尽管在肱二头肌肌腱固定术后采用更谨慎的方法。由于愈合组织所需的保护减少，肌腱切断术后的康复将更快地进行。过度激进的方法可能会使运动员患上Popey畸形，据报道这种畸形在肌腱切断术后62%~70%的患者中存在[33,34]。接受肱二头肌肌腱固定术的患者将通过使用吊带并避免分离的肱二头肌活动8周以允许软组织愈合而进展得更慢，因为患者将被指示放弃抵抗的肱二头肌和前臂旋后运动和活动。运动员将开始肩关节被动运动范围，肘部稍微弯曲，以最大限度地减少肱二头肌肌腱在6周时进入功能性全范围运动的应变，同时最大限度地减少对二头肌施加压力的运动，例如肩部外旋和伸展。肩部等长可以在手术后立即开始，并在手术后2~3周进行肩袖训练。肩高练习可以从4周开始，并在6~8周逐渐进入Thrower's Ten计划。运动员可以在手术后12~14周开始进行减肥活动，并在恢复活动阶段后逐渐恢复体育活动。

参考文献

[1] Fleisig GS, Andrews JR, Dillman CJ, Escamilla RF (1995) Kinetics of baseball pitching with implications about injury mechanisms. Am J Sports Med 23(2):233–239

[2] Fleisig GS, Barrentine SW, Escamilla RF, Andrews JR (1996) Biomechanics of overhand throwing with implications for injuries. Sports Med 21(6):421–437

[3] Escamilla RF, Barrentine SW, Fleisig GS, Zheng N, Takada Y, Kingsley D, Andrews JR (2007) Pitching biomechanics as a pitcher approaches muscular fatigue during a simulated baseball game. Am J Sports Med 35(1):23–33

[4] DiGiovine NM, Jobe FW, Pink M, Perry J (1992) An electromyographic analysis of the upper extremity in pitching. J Shoulder Elbow Surg 1(1):15–25

[5] Coutts RD, Toth C, Kaita JH (1984) The role of continuous passive motion in the rehabilitation of the total knee patient. In: Hungerford DS, Krackow KA, Kenna RV (eds) Total knee arthroplasty: a comprehensive approach. Williams and Wilkins, Baltimore, pp 126–132

[6] Dehne E, Torp RP (1971) Treatment of joint injuries by immediate mobilization. Based upon the spinal adaptation concept. Clin Orthop Relat Res 77:218–232

[7] Haggmark T, Eriksson E (1979) Cylinder or mobile cast brace after knee ligament surgery. A clinical analysis and morphologic and enzymatic studies of changes in the quadriceps muscle. Am J Sports Med 7(1):48–56

[8] Noyes FR, Mangine RE, Barber S (1987) Early knee motion after open and arthroscopic anterior cruciate ligament reconstruction. Am J Sports Med 15(2):149–160

[9] Perkins G (1953) Rest and movement. J Bone Joint Surg Br 35-B(4):521–539

[10] Salter RB, Hamilton HW, Wedge JH et al (1984) Clinical application of basic research on continuous passive motion for disorders and injuries of synovial joints: a preliminary report of a feasibility study. J Orthop Res 1(3):325–342

[11] Salter RB, Simmonds DF, Malcolm BW, Rumble EJ, MacMichael D, Clements ND (1980) The biological effect of continuous passive motion on the healing of full-thickness defects in articular cartilage. An experimental investigation in the rabbit. J Bone Joint Surg Am 62(8):1232–1251

[12] Wilk KE, Voight ML, Keirns MA, Gambetta V, Andrews JR, Dillman CJ (1993) Stretch-shortening drills for the upper extremities: theory and clinical application. J Orthop Sports Phys Ther 17(5):225–239

[13] Wilk KE, Arrigo CA (1992) An integrated approach to upper extremity exercises. Orthop Phys Ther Clin North Am 1:337–360

[14] Wilk KE, Arrigo CA, Andrews JR (1997) Current concepts: the stabilization structures of the glenohumeral joint. J Orthop Sports Phys Ther 25(6):364–379

[15] Wilk KE, Andrews JR, Arrigo C (2001) Preventive and rehabilitative exercises for the shoulder and elbow, 6th edn. American Sports Medicine Institute, Birmingham

[16] Blackburn TA, McLeod WD, White B et al (1990) EMG analysis of posterior rotator cuff exercises. Athl Train J Natl Athl Train Assoc 25:40–45

[17] Decker MJ, Hintermeister RA, Faber KJ, Hawkins RJ (1992) Serratus anterior muscle activity during selected rehabilitation exercises. Am J Sports Med 7(6):784–791

[18] Fleisig GS, Jameson GG, Cody KE et al (1998) Muscle activity during shoulder rehabilitation exercises. In: Proceedings of NACOB'98, The Third North American Congress on Biomechanics, Waterloo, 14 Aug 1998, pp 223–234.

[19] Hintermeister RA, Lange GW, Schultheis JM et al (1998) Electromyographic activity and applied load during shoulder rehabilitation exercises using elastic resistance. Am J Sports Med 26:210–220

[20] Jobe FW, Tibone JE, Jobe CM et al (1990) The shoulder in sports. In: Rockwood CA Jr, Matsen FA III (eds) The shoulder. WB Saunders, Philadelphia, pp 961–990

[21] Jobe FW, Moynes DR, Tibone JE, Perry J (1984) An EMG analysis of the shoulder in pitching. A second report. Am J Sports Med 12(3):218–220

[22] Moseley JB Jr, Jobe FW, Pink M, Perry J, Tibone J (1992) EMG analysis of the scapular muscles during a shoulder rehabilitation program. Am J Sports Med 29(2):128–134

[23] Pappas AM, Zawacki RM, McCarthy CF (1985) Rehabilitation of the pitching shoulder. Am J Sports Med 13(4):223–235

[24] Townsend H, Jobe FW, Pink M, Perry J (1991) Electromyographic analysis of the glenohumeral muscles during a baseball rehabilitation program. Am J Sports Med 19(3):264–272

[25] Carpenter JE, Blasier RB, Pellizzon GG (1998) The effects of muscle fatigue on shoulder joint position sense. Am J Sports Med 26(2):262–265

[26] Wilk KE (2000) Restoration of functional motor patterns and functional testing in the throwing athlete. In: Lephart SM, Fu FH (eds) Proprioception and neuromuscular control in joint stability. Human Kinetics, Champaign, pp 415–438

[27] Voight ML, Hardin JA, Blackburn TA, Tippett S, Canner GC (1996) The effects of muscle fatigue on and the relationship of arm dominance to shoulder proprioception. J Orthop Sports Phys Ther 23(6):348–352

[28] Wilk KE, Yenchak AJ, Arrigo CA, Andrews JR (2011) The Advanced Throwers Ten Exercise Program: a new exercise series for enhanced dynamic shoulder control in the overhead throwing athlete. Phys Sportsmed 39(4):90–97

[29] Reinold MM, Wilk KE, Reed J, Crenshaw K, Andrews JR (2002) Interval sport programs: guidelines for baseball, tennis, and golf. J Orthop Sports Phys Ther 32(6):293–298

[30] Barber FA, Byrd JW, Wolf EM, Burkhart SS (2001) How would you treat the partially torn biceps tendon? Arthroscopy 17:636–639

[31] Barber FA, Field LD, Ryu R (2007) Biceps tendon and superior labrum injuries: decision-marking. J Bone Joint Surg Am 89:1844–1855

[32] Sethi N, Wright R, Yamaguchi K (1999) Disorders of the long head of the biceps tendon. J Shoulder Elbow Surg 8:644–654

[33] Boileau P, Baque F, Valerio L, Ahrens P, Chuinard C, Trojani C (2007) Isolated arthroscopic biceps tenotomy or tenodesis improves symptoms in patients with massive irreparable rotator cuff tears. J Bone Joint Surg Am 89:747–757

[34] Kelly AM, Drakos MC, Fealy S, Taylor SA, O'Brien SJ (2005) Arthroscopic release of the long head of the biceps tendon: functional outcome and clinical results. Am J Sports Med 33:208–213